POISONS CACHÉS OU PLAISIRS CUISINÉS
GILLES-ÉRIC SERALINI ET JÉRÔME DOUZELET

「安全な食事」の教科書

危険な食品があふれている理由と正しい食と健康を手に入れる方法

ジル＝エリック・セラリーニ　ジェローム・ドゥーズレ
田中裕子 訳

YUSABUL

目次

序文　セラリーニさんとドゥーズレさんの絶妙な対話　天笠啓祐……6

はじめに　科学者と料理人がいったい何の話をするのか？……12

第1部　炭素循環と有害物質

第1章　炭素循環：五十億年前から減りも増えもしない炭素……26

第2章　ワイン、チーズ、パン……身近な食品に含まれる有害物質……37

第3章　見えない毒：がんを発生させる合成化合物……46

第4章　恐怖のコンビ：農薬とGM作物……59

第2部　インビボ（生体内）実験

第1章　GMOと農薬の研究をはじめたきっかけ……74
第2章　インビボ実験はどのように行なわれたか……83
第3章　モンサント社と「専門家」たちの癒着……91
第4章　徐々に認められてきたGM作物のリスク……133

第3部　失われた多様性を取り戻す

第1章　味覚と生物多様性……154
第2章　失われつつある多様性……165
第3章　経済発展の犠牲になった生態系……174

第4部　石油と戦争が変えたアグリビジネス

第1章　タッグを組んだ化学と石油……184

第2章　生活環境病と有害物質……196
第3章　石油に依存するアグロインダストリー……203
第4章　衛生化学の必要性……217

第5部　生産性か、それとも安全性か

第1章　現代のフランス料理……226
第2章　二つの世界におけるそれぞれの食品……242
第3章　アジュバントに関する研究……256
第4章　モンサントからチェルノブイリまで……264

第6部　信頼が未来を変える……271

訳者あとがき……288

序文

セラリーニさんとドゥーズレさんの絶妙な対話　天笠啓祐

本書は、フランスのカン大学教授のジル＝エリック・セラリーニさんと、有機食材を使ったホテルのレストラン料理人ジェローム・ドゥーズレさんの対話で進行していく。一方のセラリーニさんは企業から研究費を受け取らず、権力とも結びつかず研究を行なっている、市民から厚く信頼されている科学者である。このような科学者を、独立系科学者というが、現在世界中で五％程度しかいなくなってしまった。残り九五％は企業や権力と結びついた御用学者なのである。

セラリーニさんは、超一流の実績を持った分子生物学者であり、とくに毒性学の分野では世界をリードしてきた。それだけではない、その世界観のスケールの大きさは、他に追従を許さないほどである。本書でも、冒頭に出てくる炭素循環から見た生命観には、そのことがいかんなく発揮されている。しかも、科学者の基本である、緻密な実験も積み重ねている。

その代表的な研究成果が、二〇一二年に発表された、動物実験である。この動物実験が発表されるや、大きな反響が巻き起こったのである。

その実験とは、研究過程が映画『世界が食べられなくなる日（原題・みんなモルモット）』で公開され世界的に大きな反響を呼んだ、モンサント社（現在のバイエル社）の除草剤耐性トウモロコシと、それに用いる除草剤ラウンドアップについての研究である。ラットに、乳がんが起きたり、短寿命化が示されるなど、遺伝子組み換え作物やそれに用いる農薬が、健康に大きな影響をもたらすことが示された。

この動物実験が画期的だったことから、反動も大きかった。多国籍農薬企業や、その企業と関わりのある研究者から、セラリーニさんは激しい攻撃を受けることになった。実験結果を掲載した雑誌社にモンサント社に関わる科学者が入りこみ、論文掲載を取り消すという暴挙まで起きた。この詳しい経緯は後にフランスの「ル・モンド」紙が明らかにしている。この実験の内容やその後の経緯が、本書でも当人の口から語られていく。

もうひとりのドゥーズレさんは、有機食材にこだわる、超一流の腕を持つ、田舎のホテル・レストランのシェフである。ドゥーズレさんからは主に、味や食材の基本とデトックスについて語られていく。この二人は、ドゥーズレさんのレストランで、毎年、一般の参加者とともに、ワインの中の農薬を当てる試飲を行なっており、ドゥーズレさんの的中率は抜群だそうである。ドゥーズレさんは実に立派な体格をしていることから、来日した際に「何かスポーツの選手だったのですか」と尋ねた。答えは「ラグビーの選手」だった。がっちりした体格と繊細な舌の組み合わせが実に面白い方である。この意外な二人の組み合わせによる対話は、実に面白く、かつ時代の最先端を行くものである。それは読んでいただければよくわかる。

わたしが関わっている消費者団体は、一度でいいから、セラリーニさんの話を聞きたいという強い思いを持っていた。そして二〇一九年初夏からセラリーニさんにコンタクトを取り、来日を要請した。了承は得られたものの二つの条件が付けられた。航空チケットやホテルなどの予約をはじめとして、行動は一切、自分たちが取り仕切るということだった。警戒感が強いのには驚いた。来日した際にお聞きしたところ、今も企業や研究者からの執拗な攻撃が繰り返されており、講演先にもやってくるという。もうひとつの条件が、ドゥーズレさんと一緒での講演だった。なぜ二人なのか、当初は戸惑った。しかし、その回答は、講演を聞いて納得した。そしてこの本である。

二〇一九年秋に二人が来日された際、ぜひとも日本でも出版してほしいと依頼されたのが、本書である。ざっと目を通してみて、これは面白いと感じた。わたしが出版社の人間だったら、すぐに日本語で読んでもらいたいと思ったほどだ。だがそのときは実現のめどが立たずとても残念に思っていたところ、ユサブルの赤坂竜也さんが、この講演を聴きに来られており、すぐに出版を決められたと知り、本当にうれしく思ったのである。

来日された際に、多様な有機の食材を用いた日本料理のレストランで懇親会を持った。鋭敏な舌の持ち主であるドゥーズレさんがどのような反応を示すか、興味津々だった。結果は、大変気に入っていただき、翌日の講演の際にも言及するほどだった。料理の基本は多様性にあるという、ドゥーズレさんの考え方はとても大切である。

多様性というと、スローフード運動を思い出す。この運動のコンセプトも多様性である。これはマクドナルドなどのファーストフードが、世界中から量産した安い食材を集め、味を統一化、標準化したのに対抗して、多様性を対置した運動である。遺伝子組み換え作物に対抗してはじまったGMOフリーゾーン運動も、多様性を基本理念にしている。バイエルなどの多国籍農薬企業が、種子を独占し、農業のモノカルチャー化を図っているのに対抗して、地域の特有の作物を大事にし、種子を守っていこうというのがこの運動の理念である。いずれも多様性を奪ったものに対抗する運動として取り組まれている。

本書で二人は、多様性を奪ったもの、それは経済性、生産性を追いかけつづけた今の社会の在り方にあると指摘し、味の標準化をもたらしたのはその経済の論理がもたらした低品質な加工食品や合成添加物であると指摘していく。本書では、さらに深く突っ込んで、今日のような作物、種子、味覚に変えたのは石油と戦争であると、その構造を解析していく。

このようにセラリーニさんが地球環境から食卓まで、厳しい現実を語りながら、ドゥーズレさんが料理を通して解決策を提示していく。読後、心豊かになるのは、二人の対話の質の高さにあるように思えた。最後まで、二人の絶妙な対話を味わっていただければと思う。

天笠啓祐（あまがさ・けいすけ）
ジャーナリスト。市民バイオテクノロジー情報室代表、遺伝子組み換え食品いらない！キャンペーン代表、日本消費者連盟顧問。

はじめに

科学者と料理人がいったい何の話をするのか？

数十年ほど前から、わたしたちの食卓には「科学」が同席するようになった。遺伝子組み換え（GM）作物、食品添加物、化学肥料や農薬などの有害物質が、今では気づかないうちに多くの家庭やレストランの食卓に上っている。

有害物質はどこにでもある。わたしたちの親兄弟、子どもたち、そしてわたしたち自身の健康に重大な影響をもたらしている。どのような影響があるのか、その責任は誰にあるのかもすでに判明している。しかしそこには、偽り、暗黙の了解、そしてロビー活動が潜んでいる。本書にはこうした問題の詳細が記されており、その解決策も提示されている。二人の著者（科学者のジル＝エリック・セラリーニと、料理人のジェローム・ドゥーズレ）の対談を通じて、わたしたち人間がどういう食品を生産・消費するかによって、社会がどれほど変わるかを説明していきたい。化学産業とエネルギー産業に依存した、未来をかえりみない社会がこのまま継続されるか。あるいは、すべての人が安全な食品を享受でき、個人の健康が尊重され、豊かな自然を守る社会が築かれるか。すべてはわたしたちが「何を食べるか」にかかっているのだ。

巨大に成長した世界のアグロインダストリー（農業資源関連工業）は、土壌に合成化学物質を撒き散らしたり、農業や畜産業のプロセスに介入したり、食品の加工、輸送、包装、陳列に新しい技術を導入したりしながら、人類と地球の未来を意のままにしている。

たとえばわたしたちは、武器、現代のコミュニケーションツール、最先端のファッション、有害物質を排出するエネルギーなどがなくても、とりあえず生きてはいけるだろう。だが、食品は生きるための必需品だ。食べることはごく当たり前の行為だと思われがちだが、実は世界経済、そして世界のエネルギー産業を支える重要な活動でもある。どういう食品を口にするかは、現在の経済システムを支持するかどうかという重大な選択に関わっている。

二人の著者が本書で話すのはこういった内容だ。ひとりの科学者、ひとりの料理人として、社会的責任を負いながら発言をしていく。今世紀はじめ、食品の安全衛生に関わる事件が数多く発生したが、アグロインダストリーの生産システムや倫理規定はいったいどうなっているのだろう？　著者たちが過去に参加した各国の講演会では、有害物質の影響の大きさを示す科学的データをオープンにすべきだという声が一般の人たちから多数上がった。だがこの問題の抜本的な解決策は、地域が一丸となって、あるいは地球レベルで、現在の農業システムを改革し、わたしたちが食生活を変えることにこそある。わたしたちはひとり一人が、もっと安全でフェアなやりかたで食品を生産・消費しなくてはならないのだ。

世界大戦の産物である化学産業と石油産業は、化学肥料や農薬を通じて食物連鎖に介入している。もちろん、わたしたち人間もその鎖の環のひとつだ。数十億年前に恒星で発生した物質と水が混ざり合って、地球の生命体は誕生した。現代を生きるわたしたちのからだは、かつて恐竜、チョウ、あるいは農業従事者によって排出された炭素で構成されている。すべては、何世代にもわたって祖先が食べてきた果実や肉と、神秘的で素晴らしい「炭素循環」のおかげである（詳しい仕組みは追って説明する）。わたしたちの筋肉には、血液以外にも祖先から受け継いだものが含まれているのだ。ところが近年、この「炭素循環」のひそかな営みに合成化学物質が介入するようになった。合成化学物質も炭素でできているが、自然界の炭素とは違って、わたしたち人間や動物の健康、そして生態系に大きな損害をもたらす。トラックの排気ガスの残留物がどうしてわたしたちの体内に沈殿してしまうのか？　産業廃棄物のプラスチックゴミがどうしてわたしたちの遺伝子と結合してしまうのか？　こうした問題を解決するために、わたしたちの社会は、政治は、いったい何をすべきなのか？　もちろん、問題を解決する方法がないわけではない。安全でおいしい食品を見つける方法がないわけではないのと同じように……。

合成化学物質はわたしたちの体内に日々入りこみ、排出されずに蓄積されていく。ＧＭ作物やナノ粒子を使った食品添加物もそれに加担している。食材の品質は、料理の味、見た目、栄養バランスだけでなく、わたしたちの健康も大きく左右する。品質の低さを補うために合成添加物が使用されるせいだ。とくに料理人は肝に銘じておくべきだろう。一旦体内に入った有害物質は、何年も、あるいは何十年も健康に影響を及ぼしつづけ、わたしたちのからだをがんじがらめにする。しかも最近の研究によると、その悪影響は次世代以降にまで及ぶという。

「見えない毒」の陰には「見えない専門家」がいる。重さにして何十億トンにもなるGM作物や食品添加物のような製品の販売を承認しているのは、安全規制当局の「専門家」たちだ。メーカーによって提出される販売承認申請の審査は、一般にはほとんど知られていない専門家委員会で行なわれている。

ジル＝エリック・セラリーニ　かつてわたしはごくふつうの大学の研究者だったが、フランス政府諮問機関である安全規制当局の「専門家」に任命されたのがきっかけで、メーカーによって開発された製品の販売承認システムに関わるようになった。この規制当局は、ふつうに考えられている以上にこの社会で重大な役割を果たしている。当局によって販売が承認された製品のせいで環境や健康が損害を被ると、そのせいで慢性疾患を患った人たちは知識がないがゆえに悲劇的な結末を迎えかねないからだ。

ジェローム・ドゥーズレ　本書でのぼくの役割は、自然の食材が持つ本来の味、香り、色を読者の皆さんに伝えることにある。おいしい料理やワインを味わえば、よりよい選択をしたり、ここで提示される解決策に賛同したり、すべての問題の責任が誰にあるのかを理解したりしてもらえるだろう。実際、まるで刑事事件のように、この話にはホワイトカラーの犯罪者が実在しているのだ。

本書ではまず、「炭素循環」とは何かを説明する。炭素はすべての生物を構成する主要四大元素（酸素、水素、窒素、炭素）のひとつだ。現在、「炭素循環」は、盲目的に進められてきた近年の産業化のせいでひどくかく乱されている。炭素循環、および地上や海中の生態系において、「見えない毒」はいったいどこまで広がっているのか？

すでに知られているように、「見えない毒」が最初に姿を現すのは食品ではない。代表的なものに、廃棄物の焼却後に残留する発がん性物質のダイオキシン、重金属、主に絶縁体として使われるポリ塩化ビフェニル（ＰＣＢ）がある。いや、廃棄物だけではない。最先端科学の名のもとに開発され、厳密な審査を経ずに販売が承認された数々の製品にも、こうした「毒」が潜んでいる。遺伝子組み換え作物（ＧＭＯ）、農薬……あるいは、食品添加物のナノ粒子状二酸化チタン、うま味調味料のグルタミン酸ナトリウム、人工甘味料のアスパルテーム、ビスフェノールＡやフタル酸ビス（ＤＥＨＰ）といった食品包装に使われるプラスチック類もそうだ。

続いて本書では、「インビボ（生体内）」と呼ばれるセラリーニが行なった実験についても詳しく解説する。この実験結果がまとめられた論文は、二〇一二年九月に有名科学ジャーナル誌上で発表されたが、GM作物を推進するロビイストたちから激しい攻撃を受けて撤回を余儀なくされ、二〇一四年九月に別のジャーナルで再発表された。GM作物や農薬（量販店で市販されているもの）を長期にわたって摂取したラットに巨大な腫瘍が発生するプロセスが記されており、世界でもっとも多く読まれている論文のひとつに数えられる。この研究によって、GM作物と農薬の毒性とそのメカニズムが判明したのに加えて、各国および国際レベルでの安全性評価基準の疑わしさが浮き彫りにされた。

本書には、今だから言える当時のさまざまな事件（とくに、映画『世界が食べられなくなる日』が封切られ、著書『食卓の不都合な真実』（注1）が刊行された時期に起きたもの）についても詳しく書かれている。モンサント社の利益追求活動は消費者に多大な損害をもたらしているが、セラリーニが同社の主要製品二点（世界じゅうの何十億人という人たちが知らずにこれらの製品を体内に摂取している）を再評価してそのリスクを暴いたために、同社の激しい怒りを買ったのだ。セラリーニの実験

【注1】『食卓の不都合な真実』（ジル＝エリック・セラリーニ著、中原毅志訳）明石書店、二〇一四年刊。インビボ実験を行なった理由、そのための資金調達手段、実験の手順と結果などが書かれている。本書でも同じ内容にざっと触れつつ、この実験結果の拡散を妨害し、発見された事実を否定し、人々の健康を犠牲にしてまで今のシステムを維持しようとする人たちのロビー活動についてより多くのページを割いている。

結果は、メーカーのほかに、政界、科学界、規制当局の関係者たちを大きな混乱に陥れた。彼らは論文を撤回させるために、メディアを介してさまざまな理屈をこねて攻撃を仕掛け、科学ジャーナルの方針にさえ介入した。本書では彼らの「ビジネス」にまつわるさまざまな問題を提起したうえで、その戦略を暴いていく。こうして彼らの不正行為が発覚したことで、農薬だけでなく、あらゆる合成化学物質と医薬品の副作用もいかに過小評価されていたかが明らかになった。本書では、そう結論させた近年の独創的な実験にも言及している。

今回、インビボ実験に対してメーカーとその周辺が過剰反応をしたために、セラリーニはこの件をさらに詳しく調べる気になり、おかげで安全性評価システムにおける偽りが明らかになった。これまではこうしたことを誰ひとり疑っていなかったのだ。今の安全性評価システムは、強大で隙がなさそうに見えるが、決して完璧ではなくもろさもある。本書では、さまざまな検証を通して意外な真実を示しつつ、これまで秘密裏に行なわれていた不正行為を防ぎ、多くの人が苦しんでいる慢性疾患を少しずつなくしていく方法を提案していきたい。

食事は政治的な行動だ。食品を選ぶのは、自らのイデオロギーの表明であり、選挙で投票をするのと同等の行為である。現在の世界とアグロインダストリー業界を動かしているシステムを知れば、わたしたちは健康と環境のために何を食べるべきかを確信を持って選べるようになるだろう。

本書で言及されているすべての実験は、フランスの分子生物学者で大学教授であるジル＝エリック・セラリーニの研究チームによって行なわれている。一九八〇年代、ニースとモンペリエの大学に在籍中のセラリーニが、学者としてはじめて行なった研究は発がん性物質（性ホルモン依存症を引き起こす食品に含まれる有害物質）がテーマだった。その後カナダにわたり、一流の研究所で同じテーマの研究を四年間継続する。帰国後はカン大学の教授となり、乳がんの治療薬を開発するために十五年間研究を続けるなかで、乳がんの主な原因を突きとめた。女性の乳房に蓄積された有害物質が、がんの発生に大きな役割を果たしているとわかったのだ。

セラリーニは、遺伝子操作をしながらＤＮＡの研究を行なった研究者の第一世代のひとりであり、当時はもっとも若い研究者のひとりでもあった。その頃は主に、性ホルモンの輸送と生殖に関連する遺伝子の所在と役割について調べていた。

ＧＭ作物と有害物質の健康への影響を研究していたセラリーニは、やがて安全性評価の専門家として、メーカーによって作成されるＧＭ作物の販売承認申請書類を審査する任務を負うようになった。まず一九九八年、フランス農業・環境省の諮問機関のメンバーに選出される。こうしてフランス政府の規制当局の専門家として九年間働いたのち、欧州委員会、カナダ政府、イタリア政府の規制当局、インドとフィリピンでの労働裁判中の裁判所と、世界じゅうでＧＭ作物の安全性評価を行なってきた。セラリーニの介入によって、インドとフィリピンでは殺虫性GMナスの販売承認が見送られている。ほかにも、欧州宇宙機関をはじめとする世界各地の研究機関や政府から、合成化学物質のリスクに関するアドバイスを複数回求められている。世界じゅうの研究者が参加するカン大学の研究チームは、GM作物とそこに含まれる有害物質の健康への影響に関する研究論文をもっとも多く発表した団体のひとつである。これらの研究論文は、選定委員会、つまり中立的な研究者たちによって査読されたのちに、国際的な科学ジャーナルに掲載された。生物学会でもっとも多く閲覧され、引用されている論文の一部である。

またセラリーニは、カン大学の人間科学研究所（MRSH）傘下の「リスク、品質、サスティナブル環境センター」の共同責任者でもある。この研究所にはさまざまな分野の研究者が参加しており、フランス国立科学研究センター（CNRS）も活動に協力している。セラリーニは、その多才さ、研究論文の豊富さ、協力先の研究機関の多さから、世界でもっともすぐれた専門家のひとりと目されている。その一方で、メーカーの安全性評価試験に介入したり、製品開発に対する多額の公的資金投入を告発したりしているために、世界でもっとも批判を受けている研究者でもある。

メーカーから規制当局に提出される販売承認申請書類に、科学的な検証がことごとく欠落しているのを発見したことから、セラリーニの研究テーマは徐々に有害物質の健康への影響に絞られていった。二〇〇七年以降はメーカーによる安全性評価の再評価を行ない、その結果を公開するようになった。以来二〇一二年まで、メーカーが提示する情報ではわからないリスクを知るために、より詳しく、より長期にわたり、科学的に正しい方法で安全性を評価する実験を行なっている。本書にはそうした実験の数々（近年のものも含めて）についても書かれている。

一九九九年、セラリーニは、元フランス環境相で弁護士のコリーヌ・ルパージュ、薬学教授で植物学者のジャン＝マリー・ペルトらと共に、分野の垣根を越えたスペシャリストたちが一丸となってこの問題に取り組むために、NPOのクリージェン（CRIIGEN：遺伝子工学に関する研究情報の独立委員会）を設立する。セラリーニの役職は科学審議会長だった。現在は、医師のジョエル・スピルー・ド・ヴァンドモワが代表を務め、食品関連のさまざまな専門家やほかのNPO代表らで構成される理事会を中心に運営されている。

セラリーニは、このクリージェンでジェローム・ドゥーズレに出会った。南仏でホテル・レストランを経営する料理人で、自らが信じる価値を守りながら、「自然で、生命力があって、オーガニックな料理をつくりつづけている。セラリーニに同行し、有害物質の危険性を訴える講演も行なっている。

料理人としてのキャリアをスタートさせたのは、フランス東部のジュラ地方の山あいにあるレ・フールという村だ。花が咲き乱れる豊かな牧草地が、ドゥーズレに自然と生物多様性の大切さを教えてくれた。当時は山岳ガイドをしながら、店のお客さんにもその素晴らしさを伝えてきた。

現在は、ガール県バルジャック村のホテル・レストラン、ル・マ・ド・リヴェで、家族を中心としたスタッフと共に厨房で腕をふるっている。使う食材は、自家菜園で育てた有機野菜と、近隣の農家から提供してもらう高品質の肉や乳製品だ。古い石造りの建物は、ヨーロッパナラを中心に、セイヨウヒイラギガシ、カラグワ、ケードネズといった木々、そしてラベンダー畑に囲まれている。レストランのシンボルであるコウライウグイスをはじめ、ボネリークマタカ、頭の上に冠羽をかぶったヤツガシラなどが飛び交う姿があちこちで見られる。村の南には、ニームの街並みを見下ろすモン・ブーケがそびえ、その山腹にはイノシシやシカが暮らしている。ガール県境に位置するバルジャック村は、セヴェンヌ山地のふもとにあり、アルデシュ峡谷からも目と鼻の先だ。ジャン＝ポール・ジョー監督の映画『未来の食卓』でも、この土地の独特な風景を見ることができる。この作品は、世界初のオーガニック給食を実現するために奮闘する、バルジャック村の人々の姿を描いたドキュメンタリーだ。

独学の人であるドゥーズレは、三つ星シェフで「ボキューズ・ドール」に輝いた一流料理人、レジス・マルコンとひょんなことから親しくなった。地元の食材を生かした料理をつくり、とくにキノコ料理のスペシャリストとして知られる、ドゥーズレに大きな影響を与えたシェフだ。ドゥーズレはメニューを毎日変更している。最高級の食材の味わい、香り、色をさまざまに変化させながら、創造性の高い料理を日々提供する。伝統的な調理法を守りつつ、思いがけない組み合わせのひと皿をつくりだし、しかも同じものは二度とつくらない。

一流の料理人に共通する特徴といえば、何といっても舌だ。新しい食材やテクニックを常に学びつづけることで、味蕾が並外れて発達していく。ドゥーズレもそのひとりで、自らが大切にしている生物多様性の有無を舌で判別している（環境だけでなく食品にも生物多様性があるのだ）。食品の生物多様性は、ＧＭ作物や合成化学物質によって影響を受けかねない。細菌汚染の予防には人一倍気を使っている料理人でも、食品に合成化学物質が使われているかどうかは気にしない人が多い。ひと言で食品の合成化学物質と言っても、インスタント食品のように大衆的なものから、ナノ粒子状二酸化チタンのように高級なものまでさまざまだ。だがいずれの場合も、ＧＭ作物や農薬が含まれていたり、有害物質に汚染されていたりする点は変わらない。こうした有害物質を気づかずに摂取しないためには、今後は細菌と同じように合成化学物質の汚染にも衛生基準を設けるべきだろう。

ドゥーズレは本書で、こうしたさまざまな問題に対する個人的な見解のほか、料理が歴史上どのような意味を持ち、どのような困難にぶつかり、どう変化してきたかを伝えていく。元ラグビー選手として、そして障がい者や非行少年の社会復帰に寄り添う教育者としての経験から、人間の素晴らしさ、人と人が出会って協力し合う大切さを信じており、「すべての人の幸せ」を常に追求している。合成化学物質にまつわる問題点についても詳しいが、本書では読者の皆さんにわかりやすい説明をするため、あえて何も知らないふりをしてセラリーニに質問をしていることをあらかじめお断りしておく。

わたしたちが日々口にしているそれぞれの食品の裏には、経済に対するポリシーが隠れている。どういう食品を購入するかによって、わたしたちは無意識のうちにこの社会の未来に大きな影響を与えているのだ。二人の著者は、本書で「二つの生き方」（ひとつは「大量消費」、もうひとつは「サスティナブル」）を示し、読者の足元を明るく照らしながら正しい方向へと導いてくれる。世界を二分する貧富の差によって、この地球には飢餓問題と「肥満流行病」が同時に発生している。石油産業をベースにして、多額の補助金を得て食品を大量生産している現在のシステムは、世界に苦しみと病を生みだしている。ここから脱けだす方法はまだいくらでもあるし、今残っている（あるいは今後再生する）天然資源があれば、安全でフェアなやり方ですべての人たちに食料を供給するのも可能だ。本書は、絶望しかかっていたわたしたちに新たな希望を与えてくれるだろう。

第 1 部

炭素循環と有害物質

第1章

炭素循環：五十億年前から減りも増えもしない炭素

読者の皆さん、ジェローム・ドゥーズレのレストランにようこそ。さあ、厨房のなかへ。フライパンのバターがパチパチいっているのでコンロの火を弱めて……まな板の上でスライサーを動かすのもやめて……濾し器とレードルでスープを濾す作業を一旦中断して……これで準備万端だ。もうオーブンがたてる低いうなり声しか聞こえない。もっとレンジのそばにどうぞ。そろそろ二人が到着する頃だ。食材に触れたり、味わったり、香りを嗅いだりしながら、二人の話に耳を傾けよう。その前に、皆さんに知っていてほしいことがある。料理人、パン職人、ワイン職人という人々は、皆お客さんに喜んでもらうためにしごとをしている。ところがそういう努力をしつつも、さらにおいしいものをつくろうとしたあげく、化学調味料に頼ってしまう者もいる。腕の立つ料理人なのに知らずにお客さんに毒を盛ってしまい、料理に舌鼓を打つお客さんも知らずに慢性疾患のリスクに身をさらしている。ジル＝エリック・セラリーニとジェローム・ドゥーズレは、こういう状況を常日頃から憂いていたのだ。

セラリーニ　いつ来てもいいね、きみの店は。おいしい料理は、アートであり、情熱であり、喜びであり、ことばでもある。わたしは科学者として、食べることは愛の営みに似ていると考えている。どちらも、からだの奥深いところで物理的な交換を行なう、ひっそりとした秘められた行為だ。自らの血肉になるものを全身で受けとめている。新しい生命を生みだすために愛する人に身を委ねるように、生きるために世界に身を委ねている。

ドゥーズレ　うん、食べることは分かち合うことだから、愛やお祭りと似ているよね。ぼくも料理人だからそれはよく知っているよ。だからこそ、お客さんのためによりよい食材を厳選して、レシピを一生懸命考案する。ときにはかなり凝った調理法を駆使したり、あるいは素材の自然な風味を生かすためにあえてシンプルにつくったりする。うちは自家菜園で野菜を育てているんだ。このトマト、きれいだろう？

セラリーニ　さっきここに来る途中で菜園を見せてもらった。むかしながらの品種の、旬のカラフルな野菜がたくさんできていたね。こうした生物が今の姿になるまでの何百万年という移り変わりの歴史を知っているかい？　それはもう、凝ったレシピ以上の錬金術並みの素晴らしさだよ。

ドゥーズレ　ぼくの曽祖父は農業従事者だったんだ。畑でとれた野菜のタネをよく近所の人たちと交換していた。おかげでぼくたちはおいしい野菜を毎日たっぷり食べられたんだ。小さい頃は、ウサギの飼料にする草を鎌で刈る手伝いをしたものだったよ。曽祖父の畑しごとのノウハウは、きっと世代から世代へ口頭で伝えられてきたもので、何千年という農業の歴史の宝なんだろうね。耕作や栽培、灌漑、種子の選別といった技術を確立することで、野生の植物を現在のおいしい品種へと少しずつ改良していったんだ。

セラリーニ　わたしが言いたいのは、それよりもっと前の段階だよ。わたしたち人間が自然の恵みを利用しはじめる以前の話だ。地質学的なレベルで見ると、きみが言った年月はほんの一瞬にすぎない。生物学的な視点で見ると、植物の果実は人間が食べるためのものではない。鳥、昆虫、ましてやイカやタコのためでもない。わたしたち人間より何千万年も前から存在しているんだ。

ドゥーズレ　じゃあ、植物の果実は生物の進化の過程でどうやって誕生したんだい？

セラリーニ　植物にとって果実は胎盤、もしくは卵のようなものだ。胚のための貯蔵栄養物だ。今から二億年ほど前、有性生殖を行なう、つまり花が咲く植物だけに果実がつくようになった。こうしてタネに栄養分を補給して、丈夫な実生《みしょう》をつくる。有機物が乏しい土壌や厳しい環境でもしっかり育つよう「食料貯蔵庫」の役割を担っている。進化の過程において、植物が受精を行なう生殖器官、つまり花が変化して果実になったんだ。ルネサンス時代の詩人、マレルブは「花の約束を上回るほどの果実がなるだろう」とうたっている。有性生殖によって花が果実に変化するからこそ、この詩が生まれたんだ（注１）。

ドゥーズレ　トマトも果実だよね。そんなにむかしからこのトマトがあるなんて知らなかったよ。

セラリーニ　きみが想像するよりずっと前からあったんだ。トマトを構成する主要な物質（注２）のひとつである炭素は、今から五十億年前、太陽のもととなった恒星でつくられた。驚くべきことに、地球上ではそれから一度も炭素はつくられていない。つまり、今地球にある炭素の総量は五十億年前からずっと変わっていないんだ。

【注１】植物は、挿し木によって細胞を増殖させて個体数を増やすこともできる。有性生殖とは異なるこの繁殖方法は、一種の天然のクローン技術とも言える。

【注２】トマトを構成する原子のこと。炭素、水素、酸素、窒素など。

ドゥーズレ　それってあれだろう、「すべてが移り変わっても、実体は何も減らず、何も増えない」(注3)。十九世紀の化学者、ラヴォワジエによる「質量保存の法則」だ。でも、トマト缶の栄養成分表示に炭素量なんて書かれていないよ。タンパク質、脂質、炭水化物（糖質と食物繊維）、エネルギー（カロリー）、ナトリウムなどは書かれているけれど。

セラリーニ　確かにそうだ。たとえばトマトは、タンパク質、脂質、糖質、核酸の四つの分子化合物で構成されている。核酸は遺伝情報を持つＤＮＡを構成する物質だ。実はこの「レシピ」は万物共通で、生きている有機体（生物）の構成物質はすべて同じだ。「素材」は変わらないが「性質と配合」が異なる。これら四つで構成されていない有機体はどこにもない。このことから、これらの分子化合物は「有機化合物（有機物）」と呼ばれている。そして有機化合物の骨格をつくっているのが炭素なんだ。

ドゥーズレ　ちょっと待って。「素材は変わらないが、性質と配合が異なる」ってどういう意味？

セラリーニ　ひと言でタンパク質と言っても、何百万という種類がある。メキシコのチアパス先住民が好んで食べるバッタの眼、ロッシーニ風に調理した牛フィレ肉の筋繊維、塩をふって丸かじりするとおいしいオリヴェット・トマトには、それぞれ異なるタンパク質が含まれている。そう、野菜にもタンパク質はあるんだよ。あまり知られていないけれど、サラダ菜にさえも。実はタンパク質は、生物を構成する物質というだけでなく、細胞内でも重要な役割を果たしている。脂質にもいろいろな種類があって、脂肪酸の種類によって飽和脂肪酸と不飽和脂肪酸の二グループに大きく分けられる。炭水化物は糖質と食物繊維に大きく分けられ、さらにグルコース、フルクトース、デンプンなどさまざまな種類がある。こうしたあらゆる化合物が多様に組み合わさって無数の生物がつくられているんだ。

ドゥーズレ　なるほど。じゃあ、このトマトはどういうふうにつくられているの？

セラリーニ　ほかの多細胞生物と同様に、トマトも微小な細胞の集合体だ。ひとつずつの細胞は小さな袋状で、脂質でできた薄くて丈夫な膜（細胞膜）のなかにタンパク質と炭水化物が詰まっていて、その中心に核酸がある。これらの化合物（注４）は、さらに小さな元素がさまざまに組み合わさって構成されている。炭素、水素、酸素がもっとも多く使われており、タンパク質には窒素、核酸にはリンも多く含まれる。全体のおよそ一パーセントから二パーセントの割合で、マグネシウム、カルシウム、ナトリウム、鉄などの金属元素も含まれている。タンパク質を主成分とする酵素や、動物の血液

【注３】もともとは、古代ギリシア時代の自然哲学者、アナクサゴラスのことば。
【注４】ここでの化合物とは、前述したタンパク質、脂質、糖質、核酸のこと。炭素、水素、酸素、窒素などの元素と混同しないように。

中のタンパク質であるヘモグロビンには鉄が多く含まれる。だが、生物にとってもっとも重要な元素は炭素だ。生物を構成する有機化合物はすべて炭素を骨格につくられている。さあ、ここからがこの後の話にとって重要だからよく聞いてほしい。炭素は、ほかのさまざまな元素と結びついて「可溶性」になる。ところが、鉱物としての炭素（石炭と石油）は水に溶けない（注5）。だからこそ、生物の化学、いわゆる生化学という学問は「水溶性炭素の化学」とも言えるんだ。

ドゥーズレ　なんだか、むかし受けた自然科学の授業を思いだしたよ。でも、それがトマトとどういう関係があるんだい？

セラリーニ　トマトだけじゃなくて、きみの菜園のすべての野菜に大いに関係があるんだよ。

ドゥーズレ　ぼくたちが調理して食べているすべての食材ってこと？　だとしたら、生物全般に関係するんだね？

セラリーニ　そう。地球上の炭素の量には限りがある。炭素は、水素とヘリウムという単純な構造の元素の原子核が核融合して生じる。そして、水素とヘリウムを燃料として熱核融合によって炭素をつくれるのは、この宇宙では恒星だけ。太陽系では太陽だけなんだ。今からおよそ五十億年前、高温で渦を巻く太陽から分裂したガスや塵が集まって、地球をはじめとする太陽系の惑星がつくられた。これらの惑星には、太陽でつくられた炭素が含まれていた。地球の温度が下がると、炭素は生化学的な循環に取りこまれた。可溶性の炭素が、生物（動物と植物）によって吸収されたり、二酸化炭素（CO2）として大気中に放出されたりしながら、常に同じルートをぐるぐる巡るようになったんだ。炭素は次の三つのいずれかの状態で地球上に存在している。ひとつは、有機体（動物と植物）内のほぼ液体に近い固体。二つ目は大気中の気体（呼気や燃焼によって排出されるCO2）、そして三つ目は鉱物内の固体（貝類が堆積してできた石灰岩など）だ。この循環は「炭素循環」と呼ばれる。一方、数百万年の歴史のなかで、この循環から逃れて「失われた」炭素もあった。それが、地中に堆積した炭素が加圧されて生まれた石炭、石油、ダイヤモンドだ。

話を戻そう。トマトがどうして赤いかわかるかい？　まさか、生産者が全裸でしごとをするので顔を赤らめているから、ではないな？

ドゥーズレ　ジル＝エリック……それって、科学者ジョーク？

【注5】　石炭と石油はいずれも有機物（主に植物）が長い年月をかけて化石化したもの。炭は個体で、石油は液体。詳しくは後述する。

セラリーニ　ははは。ジェローム、きみは息を吐くとき、何を排出している？

ドゥーズレ　まあ、ぼくの場合は南仏名物のリキュール、パスティスだろうね。よく飲んでるから。というのは冗談で、もちろんＣＯ２だろう？

セラリーニ　そうだ。菜園の草むしりをしながらきみが排出したＣＯ２は、すぐにトマトに吸収される。太陽光を浴びて光合成をするトマトは、きみの肺（つまりきみの血管だ）から排出されたＣＯ２を、きみが与えた水と混ぜ合わせて糖質を生成する。その糖質のおかげで、トマトは大きく育ち、成熟し、赤くなるんだ。

これは地球上でもっとも多く行なわれている生化学反応のひとつだ。だが、理解するのは少し難しいかもしれない。ある意味では、きみがつくったトマトにはきみ自身がほんの少し含まれていると言えるだろう。きみの細胞内、もしくは細胞間を循環したり、きみの筋肉の有機化合物に含まれたりしていた炭素が、きみの肺から排出されてトマトに吸収されているのだから。そして、きみのお店のお客さんは、きみが調理したトマトを食べることで、そのカロリーを体内で糖質に変えて血液や心臓に送りこむ。その糖質は筋肉によって燃焼され、ＣＯ２として大気中に排出され、もしかしたら再び生育中のトマトに吸収されるかもしれないし、あるいは大気中を漂いつづけるかもしれない。これが炭素循環なんだ。何千年、いや、何百万年もの間ずっと、今この瞬間にも行なわれている。大気中に放出された炭素が雲になり、雨になって地上に落ち、水源となり、植物になり、土壌になり、石炭や石油になったり、あるいは動物を介するなどしながら海に流れこんだりする。

ドゥーズレ　具体的に言うと？

セラリーニ　では、炭素循環のルートの一例を挙げよう。きみが大気中に排出した炭素が凝結して雨になり、地上に降りそそいで岩に染みこみ、蒸発して大気中に放出され、植物に吸収され、スズメによって食べられる。そのスズメが死んだ後に残った骨が岩となり、地上に堆積して石灰岩の崖になり、崖の一部が崩れて海の水に溶ける。海中の炭素を藻類や海草が光合成によって取りこみ、牡蠣に吸収される……もしかしたら三世代くらい後のきみの子孫がその牡蠣を食べるかもしれない。

ドゥーズレ　ということは、ぼくたちが今土壌や海に放出している大量の炭素は、ぼくたちの子どもやその子孫のからだに取りこまれるんだね。

セラリーニ　そのとおり。そしてわたしたちが今、野菜やハーブや魚と一緒にからだに取りこんでいる炭素は、もしかしたらきみのお祖母さん、あるいはピラミッドの建設者や原始人の血液から排出されたものかもしれない。ところが、炭素が有害物質にからめとられると、分解されなくなってわたしたちの体内に蓄積されるようになる（たとえば合成化学物質のプラスチックなど）。これについては後で詳しく説明しよう。

第２章　ワイン、チーズ、パン……身近な食品に含まれる有害物質

ドゥーズレ　このエキゾチックなリキュールはいったい何だい？　リンゴと枯葉と雨のような香りがする。

セラリーニ　陽の光をたっぷり浴びて熟成したイチジクの香りもするだろう？　実はこれは、フランス北西部のノルマンディー地方名産、ポモー・ド・ノルマンディーなんだ。リンゴの蒸留酒であるカルヴァドスとリンゴジュースを混ぜてつくっている。どちらのリンゴも化学肥料や農薬を一切使わずに有機栽培されている。わたしが暮らす地域にも「見えない毒」を疑う人たちがいるんだよ。

ドゥーズレ　リンゴを栽培するには、農薬を四十回近く散布するって聞くけど？

セラリーニ　このポモーは違う。ジャン＝ルネ・ピトルーというわたしの知り合いが、リンゴ栽培からリキュールづくりまで一貫して手がけているが、彼はリンゴを心から愛しているんだ。ふつうのリンゴには十種類以上の農薬が使われているが、皮だけでなく実やタネにまで農薬が残留してしまうので彼は絶対に使わない。わたしたちの目の前のグラスのなかの液体は、大きくて、丸くて、つやつやして、赤くて、見た目はきれいだけど、たっぷり農薬を使って大規模に栽培されている、あのどこにでもあるリンゴの果汁ではない。ピトルーは、果汁が多くて花の香りがする十五品種以上のリンゴをすべて有機栽培している。このポモーの味や香りの高さには、もちろん蒸留職人の腕のよさもあるが、それ以上にリンゴそのものの特徴が表れている。リンゴを発酵させた醸造酒（シードル）を蒸留した後、木樽で数年間熟成させてカルヴァドスをつくるのだが、場合によっては三十年も寝かせるという。ピトルーはリンゴの品質だけでなく、リキュールを生産する容器にもこだわっている。木樽からも合成化学物質が滲み出るって知っていたかい？

ドゥーズレ　木樽にも合成化学物質が使われているの？

セラリーニ　通常は、樽の表面加工に合成化学物質が使われたり、木を育てる際に農薬が使われたりする。たとえば、コガネムシやカナブンなどの鞘翅目《しょうしもく》に有効な殺虫剤のＢｔ（バチルス・チューリンゲンシス）剤は、フランス南西部のランド県にある松林で、かなり前から小型飛行機やヘリコプターでの散布が行なわれている。この殺虫剤に使われるＢｔ菌という細菌は二十年ほど前から遺伝子操作されていて、その毒性が組みこまれた遺伝子組み換え作物（ＧＭ作物）もすでにつくられているんだ（殺虫性Ｂｔトウモロコシなど）。ところが、こうしたＧＭ作物の慢性毒性（長期間の投与によって生じる毒性）試験を義務づける規則はいまだに制定されていない。ＧＭ作物が市販されるようになって十五年が経つが、どうやらわたしたちはヒトの細胞への影響を調べる実験台にされているらしい**（注1）**。これについてメーカーが何の対策も講じないのはおかしいと思わないか？

木樽の話に戻ろう。工業用の人工林には殺菌剤や殺虫剤などの農薬が使われることが多い。安全性評価の専門家として訪問した農業省で聞いた話だと、細菌や微小菌類による病気を予防するために抗生物質も大量に使われているらしい。板材として加工されてからは表面に抗菌剤が塗布されるが、これも有機体のさまざまな部位にとって有害だ。つまり、木樽で熟成されるスピリッツやリキュールには合成化学物質が残留している可能性があるんだ。有機農産物の生産者ならよく知っているけどね。

ドゥーズレ　木樽で熟成させたワインを好む人も増えている。たぶん宣伝コピーのせいだろう。ほら、

【注1】 Mesnage *et al., J.Appl. Tox.* 33, 2013, p.695-699

ラベルに「オーク樽で熟成」という謳い文句が書いてあるのを見たことがないかい？　確かに、バリック（小型のオーク樽）で寝かせたワインって、木だけじゃなくて合成化学物質の味がするとぼくは思う。

樽熟成をしたお酒は、色味が深くなり、香りも豊かになる。木の成分や、古樽の場合はもともとその樽に入っていたお酒の風味が移るからだ。シングルモルトウイスキーをシェリー酒の古樽で熟成させると、サクランボの繊細で素晴らしい風味がつく。オーク樽の香り（樽香）が珍重されるあまり、ステンレスタンクにオークチップ（木屑）を加えてワインを熟成させる生産者までいるほどだ。木樽は高価でなかなか導入できないから、こうして安価に木の風味をつけているんだね。

セラリーニ　蒸留酒の場合、まずは蒸留して原材料のフルーティーな香りを引きだし、続けて樽熟成によって木の風味をつける。もしかしたら、蒸留して一旦液体を気化させれば農薬などの有害物質は除去されるのではないか、と思う人がいるかもしれない。だが、もしそうだとしたら香りも抜けてしまうはずだ。実際は、むしろ蒸留によって香りは凝縮され、フルーティーなオー・ド・ヴィー（蒸留過程を経たあとの段階の蒸留酒のこと）ができ上がる。実はオー・ド・ヴィーの香り成分の化学構造は、有害物質のもとである石油の匂い成分の化学構造と非常によく似ているんだ。有害物質の匂いのほうがきつくてしつこいけどね。だからたとえ有害物質が含まれていても、本物のオー・ド・ヴィーの香りと区別するのは難しいんだよ。

ドゥーズレ　有害物質の匂いは詐欺師の手口みたいだ。こうして「炭素循環」にまんまと合成化学物質が入りこむんだね。でもワイン生産者たちを身近に見ていると、ほかにもさまざまな問題に気づかされるよ。有名な生産者のなかにも、土壌の品質をまったく気にかけない人たちがいるんだ。

セラリーニ　ブドウ畑でラウンドアップ（注2）のような除草剤を使えば、土壌から微生物、菌類、酵母がいなくなってしまう。だが、ブドウの香りをつくりだすのはこうした微生物たちだ。土壌から微生物が消えれば、アロマが乏しいワインしかできない。

ドゥーズレ　ブドウ畑のテロワール（土壌、気候、地形などの自然環境）について、ふつうの人がイメージするのは難しいかもしれない。その地域独特の個性的なワインは、その土地特有の自然環境と有機物の組み合わせによって生まれる。だからこそ、ワインには土壌の品質が重要なんだ。土壌に含まれる栄養分、ミネラル、微生物は、ワインの熟成に大きく関わっている。農薬は悪循環を引き起こす。農薬のせいで土壌がやせるとブドウの品質が低下する。ブドウの品質が落ちると、生産者は合成香料

【注2】　一九七〇年代にアメリカのバイオ化学メーカー、モンサント社が開発した除草剤の商品名。モンサント社は、本書がフランスで二〇一四年に刊行された後の二〇一六年に、ドイツの化学・製薬メーカーのバイエル社に買収されている。ラウンドアップは日本では日産化学工業から発売されている。

を使ったりオークチップで樽香をつけたりして、味や香りをごまかそうとする。こうやってつくった安ワインを、木樽で熟成させた高級ワインと偽って売りだしているんだ。

セラリーニ　かつて、ブドウ畑の品質評価と遺伝子組み換え酵母（人口合成酵母）の説明のために、複数の高級ワイン生産者（グラン・クリュ）を訪ねたことがある。GM作物や農薬を製造する化学メーカーが、ワインの熟成に役立つ、ヨーグルトのようにフルーツのフレーバーがつけられるなどの理由をつけて、遺伝子組み換え酵母の営業に来るのだそうだ。

ドゥーズレ　ボージョレ・ヌーヴォーで、バナナやイチゴの合成香料の味がするのを飲んだことがある。まさに大量生産されるヨーグルトやグミの味だった。

セラリーニ　ワインだけじゃない。土壌の品質が低下すると、乳製品にも悪影響がもたらされる。現在、ラウンドアップが広く使われているせいで、土壌の微生物の種類が激減している（注3）。だからチーズを熟成させるのにも、研究所で培養された人工微生物を使わざるをえない状況だ。

ドゥーズレ　おいしいチーズはどうやってつくられるのかと考えると、いつもむかしのことを思いだすよ。料理人になりたての頃にジュラ地方でしごとをしていて、アルプスの高原に今も残る数少ない羊飼いのひとり、フランソワというおじいさんと知り合いになった。エルバ山のふもとでトム・ド・サヴォワというチーズをつくっていて、それがすごくおいしかったんだ。そのまま食べても、チーズフォンデュやラクレットにしてもいい。長年土足で踏まれて黒光りする石畳の上に、銅鍋をじかに置いてつくっていた。塵ひとつない近代的なチーズ工場とは大違いだ。腕の立つチーズ職人を「アルマイイ」と呼ぶけれど、まさにフランソワはそうだった。濃厚でとろけるような香りとクリーミーな舌触りを出すために、モンベリアード牛の天然のレンネット（第四胃袋の消化液に含まれる酵素）を必ず使う。モンベリアード種は体型はがっしりしているけど、美しくて繊細なウシだ。山腹でも飼育できる。天然の酵母菌は、地下室で培養したり、発酵に使ったりしながら生きたまま保存している。こうしてつくられた洗練されたトムをトウヒ材のまな板の上でカットすると、あの地域のテロワール特有のフローラルな香りが立って、舌の上にのせると爽やかな酸味と甘味のバランスが何とも言えない。フランソワは、チーズ業界で有名な「マミロール・チーズコンテスト」で銀賞と金賞を受賞したことがある。自家製バターも香り高くて、おいしいパンに塗って食べると最高なんだ。でも今は、こうして天然の微生物だけで乳製品をつくる生産者はほとんどいない。おいしいパンもなかなか手に入らな

【注3】　カン大学のジャン＝ミシェル・パノフ教授のチームによる研究結果。E. Clair *et al.*, *Curr. Microbiol.*, 2012, 64p.486-491

くなった。

セラリーニ　水道水を使うと酵母菌は死んでしまう。水道水には農薬が残留しているし、消毒のために塩素が使われているからだ。だから、天然の酵母菌でパンを発酵させるのはどんどん難しくなってきている。それに、食品の標準化が求められる今の風潮のせいで、経験豊富なパン職人でさえ、添加物が入った製パン用小麦粉や「酵母の働きを助ける」と銘打った人工酵素を使いはじめている。遺伝子組み換えされた微生物や酵母菌を使って、研究所で「生きた」酵素がつくられる場合もある。だが、こうしたGM酵素を使った食品は、ラベルに「GMO使用」とは表示されない。酵素はその食品の原材料とはみなされないので、栄養成分に表示する義務がないからだ。

ドゥーズレ　食品の標準化っていったい何なんだろう。小麦粉、酵母、水、場合によっては少量の塩さえあればパンはつくれるのに、どうしてわざわざあれこれ加えて味も香りもないパンをつくるのか、さっぱりわからない。そのせいで、風味と一緒にパンづくりのノウハウまで失われてしまう。ふつうの小麦粉に十種類ほどの添加物（酸化酵素、モノステアリン酸グリセリン、クエン酸、プロピオン酸カルシウム、グルコースオキシターゼなど）を加えると、パンをふっくらさせたり、皮にきれいな焼き色をつけたり、もっちりした食感にしたり、白い部分をべたつかせずにしっとりさせたりできると言うけれど……。

セラリーニ　こうした添加物は、舌の上の味蕾の働きを妨げ、麻痺させて、本来の味をわからなくさせてしまう。味覚がおかしくなってしまうんだ。きみのお父さんがお店のメニューに合わせてつくっている自家製パンは素晴らしいよ。

ドゥーズレ　父が焼くパンは、まずはがつんとシリアルの香りがして、噛むとソバの実の爽やかな酸味、焼いた小麦の甘み、カリッとした皮の歯ごたえや香ばしさが広がり、白い部分の素朴な味わいと弾力、ほのかに甘いデンプンの複雑でカラフルな風味も感じられる。そう、デンプンの甘みは噛めば噛むほど味わい深くなっていくんだ。大量生産されたバゲットパンのようにきれいな形はしていないけれど、ビタミン、ミネラル、天然の植物由来の油脂とタンパク質が豊富に含まれている。

それにしても、きみが持ってきてくれたポモーは本当においしいね。香りの余韻が鼻と口のなかに長く残るよ。

第3章　見えない毒：がんを発生させる合成化合物

ドゥーズレ　トマトの話に戻るけど、大通りから離れたところで栽培しているぼくのトマトも、車の排気ガスの二酸化炭素（CO2）を吸収しているのかな？

セラリーニ　大通りのそばで育てるよりはましだけど、吸収はしている。しかもCO2だけじゃない。車の排気ガスには「炭素循環」に取りこまれにくい、ほかの有害物質も含まれている。石油残留物、発がん性のある不燃性のナノ粒子、有害金属などだ。もし排気ガスに含まれているのがCO2だけなら、人間の肺から出される呼気とたいして変わらないからね。

天然の炭素と化石化した炭素はまったくの別ものだ。石油に含まれる化石化した炭素にほかの原子を結合させて、プラスチックや農薬などの合成化学物質がつくられる。合成化学物質に「からめとられた」炭素は「炭素循環」を汚染する。自然界で分解されにくいからだ。たとえばポリ袋は、自然に還元されるのに何百年という年月がかかる。生物の細胞は石油に含まれる炭素を利用できない。これは本当の意味での「ゴミ」なんだ。とりわけ、多環芳香族炭化水素（ＰＡＨ）という非常に有害な化合物は、石油を燃焼させると気化して空気中に浮遊し、大気や海や河川を汚染する。通常の炭素循環ではこうした「ゴミ」は発生しない。すべてがリサイクルされているからだ。

きみが大事にしている料理の香りも「炭素循環」に組みこまれている。料理の香りは化石化される前の植物から生まれているからね。

ドゥーズレ　でも、石油の匂いによく似た自然の香りもあるよ。成熟したり加熱されたりしたタマネギは石油の匂いを発する。発酵寸前まで熟したバナナの匂いにも石油を感じる。印象的だったのは、フィリピンで食べたドラゴンフルーツだ。クリーミーな食感もおもしろかったけど、それ以上にあの石油の香りには驚かされたよ。食品としては欧米人にはなじみのない香りだ。

料理人は、タマネギの硫黄のようなしつこい匂いをまな板や手から消すのにいつも苦労している。効果的な消臭方法のひとつが、まさに石油で洗うことなんだ。ぼくは嫌だからやっていないけどね。これには逆の作用もあって、プラスチックの匂いを消すにはタマネギの切り口をこすりつけるのが効果的だとされている。いずれにしても、タマネギの匂いはかなりきついから、タマネギを大量に使うとほかの食材の匂いがわからなくなってしまうほどだ。

セラリーニ　タマネギの化学構造には、硫黄原子が結合した炭化水素とフェノールが含まれている。確かに、これは石油の化学構造ととてもよく似ている。

ドゥーズレ　植物の化学構造が石油に似ているのは、長い時間をかけて化石化された植物が石油になるのと関係しているのかな？

セラリーニ　そう。生物の死骸、とりわけ植物の残骸が、四億年から二十億年かけて硬い岩の層に押されて発酵し、圧縮されて石油ができる。とくに多くつくられるのが多環芳香族炭化水素（ＰＡＨ）だ。芳香族炭化水素は、六つの炭素原子によって閉じられた六角形の構造を持つ炭化水素で、その環状の構造を「芳香環」という。芳香環が二つ以上結合したのがＰＡＨだ。ＰＡＨの炭素原子は互いにしっかりと結びついており、ちょっとやそっとでは離れない。だが、内燃機関（エンジン）によって破壊されると強大なエネルギーを発する。そのエネルギーのおかげで、わたしたちは高速で車を走らせたり、飛行機を飛ばしたりできるんだ。

ドゥーズレ　石油を燃焼させたときのあの匂いは、大むかしの植物を燃やした匂いっていうこと？ぼくがデザートに使っているバニラビーンズの香りや、ミントアイスクリームをつくるのにフードプロセッサーにかけているミントの葉の匂いも、数億年後には石油の匂いになるの？

セラリーニ　「芳香族」と呼ばれる環式化合物同士がくっつくと、およそ二億年後に石油の分子になる。六五℃から一五〇℃ほどの温度で圧力鍋のように加圧すると、有機化合物からゆっくりと原油に変化していく。その原油を精製することでガソリンや灯油がつくられるが、二十三トンの有機体からつくられるガソリンはわずか一リットルだ。だから、現代人が全面的に石油に頼って生活しているのは非常に馬鹿げているんだ。限りある資源をどんどん無駄づかいして、最終的には大量のゴミを出し、わたしたちが口にする食品を汚染している。

匂いの話に戻ろう。植物にどうして匂いがあるかわかるかい？

ドゥーズレ　グルメなやつらをおびきよせるためだろう？　たとえば、ラン科植物のバニラは中央アメリカ原産で、その地域に生息するハチを誘惑して受粉させるためにあの独特の香りを発している。植物が匂いを発しているのは、生殖活動に役立つ昆虫を引きつけたり、逆に邪魔な生物を追いはらったりするためだ。世界は生殖活動によって動いている。「バニラ」ということばの語源はスペイン語だけど、もともとはラテン語で「ヴァギナ」を意味していた。ちなみに、ぼくたち料理人が主に菓子づくりに使っているあのバニラビーンズは、細かいタネが大量に入っているサヤだ。バニラを発見したのはマヤ人で、のちにアステカ人によって貴族や戦士が飲むカカオ飲料の香りづけに使われるようになった。それをヨーロッパにはじめて持ちこんだのが十六世紀のスペイン人だったんだ。

セラリーニ　花が植物の生殖器官であることはむかしから知られていた。花は受精と生殖を担っている。花の香りは性ホルモンのようなものだ。実際、動物の性ホルモンは例の「芳香族炭化水素」のような匂いを分泌して性線を刺激している。わたしたちが花をよい香りだと思うのは、決して生殖活動と無縁ではないんだ。動物のホルモンは、体内組織や器官同士の情報伝達のためだけでなく、パートナーを見つけたり、自分の縄張りを示したりするためにも分泌される。こうして体外に放出されるホルモンは「フェロモン」とも呼ばれる。フェロモンは個体同士のコミュニケーション手段として分泌され、各個体がそれぞれ特有の匂いを持っている。ウマ科の動物や小型の哺乳類はフェロモンによって自分の仲間を見分けられる。そして石油由来の有害物質の多くもフェロモンに似た匂いを持っている。

ドゥーズレ　こうした石油由来の有害物質、たとえばプラスチックに使われるビスフェノールAなどが誤って体内に入ったらどうなるの？　料理の香りづけに使われる合成香料もそうだけど。

セラリーニ　合成香料は石油由来だから、天然香料と違って体内で分解されにくい。さっきも話したけど、多環芳香族炭化水素（ＰＡＨ）は何億年という年月をかけて化学反応によって圧縮され、ゆっくりと化石化された化合物だ。これが精製プロセスで加熱され、化合物の構造が分解されるとさらに純度が高くなる。わたしたちの体内にはこうした物質を消化する酵素がない。石油からつくられた合成香料は、わたしたちの味蕾や五感をだまして体内に入りこむ。

合成香料に限らず、わたしたちは大量の石油由来の有害物質を日々摂取している。乳児は、哺乳びんの乳首からビスフェノールAを体内に取りこんでいる。エポキシ樹脂で表面加工された缶詰を食べたり、プラスチック容器で食品を温めたり、食品にラップを密着させて長期間保存したり、暑い車内に置きっ放しにしたペットボトル飲料を飲んだりしても、有害物質は体内に入りこむ。食品以外の身の回りのものからも、わたしたちは皮膚を通して有害物質を吸収している。ペンキ、接着剤、ワックス、プリンターのインク……皮膚はスポンジと同じだ。もちろん、燃焼させたエンジンから排出される石油残留物や有害金属も同様だ。

ドゥーズレ　ぼくたちはこうした有害物質を体内で消化吸収できないんだね。代謝ができないとしたら、排出はどう？

セラリーニ　排出もごく一部しかされない。残りは細胞内に沈殿したり、遺伝子、脳、子宮、睾丸、乳房などに蓄積されたりする。第一章でも話したように、こうした有害物質はいつの間にか「炭素循環」に入りこむ。まるで「トロイの木馬」のように、気づいたときにはわたしたちは敵に囲まれているんだ。母親が子どもに授乳してこうした有害物質を移してしまうこともある。乳房に蓄積された有害物質は、発がん性物質として乳がんを引き起こしかねない。近年、乳がんの発症件数は増加する一方だ。わたしがこうした有害物質を「見えない毒」と呼ぶのは、体内では検出されにくく、現代医学での研究もほとんど進んでいないからだ。

ドゥーズレ　農業従事者が重い病気にかかりやすいのは、こうした有害物質を頻繁に使用するからとも言われているよね**（注1）**。でもぼくは今のところ、一部の慢性疾患（がん、内分泌（ホルモン）疾患、性機能障害など）を体内に残留する合成化学物質と結びつけて考える医者に出会ったことは一度もない。

セラリーニ　これは大事なことなので後で詳しく話をしよう。でもきみが言ったことに今簡潔に答えるとしたら、確かに有害物質と慢性疾患の関連性についての研究はあまり進んでいない。病院の検死によって、遺体の体内にプラスチック、発がん性物質、神経毒が残留しているかどうかを調べられることは決してない。調べられるのは、感染症を引き起こした細菌がいるかどうかだけだ。医療機関の医師たちは、十六世紀のパラケルスス（注２）が発見した「毒性学」の原則にとらわれすぎている。「服用量が毒をつくる」……つまり「すべてのものが毒であり、毒性を発揮するかどうかは服用量によって決まる」という原則だ。だがこうした考えかたは、ヒ素やシアン化物には当てはまるとしても、内分泌疾患や神経疾患を引き起こす有害物質の説明にはならない。研究者の多くはすでにそう実感している。

現代社会で生成される石油由来の有害物質の場合、一回で摂取される量を考慮するだけでは不十分だ。こうした有害物質は、長い時間をかけて少しずつ体内に蓄積され、かなり後になってから毒性を発揮する。定期的に農薬を散布したり、農薬が残留する水道水を毎日飲んだり、大通り沿いを歩いて排気ガスを吸ったり、プラスチックが溶けこんだ炭酸飲料をしょっちゅう飲んだり……たとえ少量ずつでも回数が重なることで、がんになったり、胎児に悪影響を及ぼしたりする。とくに胎児への影響が表れるのはかなり後になってからだ。その子が成長期や思春期を迎えた頃、主に生殖腺（注３）の発達に影響を及ぼす場合がある。近年、性機能障害や前立腺がんが増えているのはそういう理由によ

【注１】Mesnage *et al., J.Env. Protect.*, 3, 2013, p.1001-1003
【注２】パラケルスス（一四九三～一五四一）：スイス出身の医師、錬金術師。
【注３】生殖腺：卵巣と精巣（睾丸）。

る（注4）。乳がんの多くは「ホルモン依存性がん」（女性ホルモンのエストロゲンの働きによって発症するがん）だが、実はビスフェノールAやラウンドアップのような「内分泌かく乱物質」の影響が疑われている。三十年ほどの長い年月をかけて、女性の体内で正常な内分泌腺組織が形成されるのをこうした有害物質が阻害していると考えられている（注5）。科学ジャーナル等で発表される論文ではすでに内分泌かく乱物質の存在が証明され、具体的な名称もリストアップされているのだが（注6）、これに関する研究は世界じゅうどこでもあまり進んでいない。

一方、二〇〇〇年頃から、遺伝学における新しい派生分野、「エピジェネティクス」の研究がさかんに行なわれるようになった。DNAの塩基配列の変化を伴わずに（つまりDNAが変異せずに）遺伝子情報が変化する現象を研究する学問だ（注7）。この現象自体はごくふつうのことだが（たとえば、受精卵から受け継いだ同じDNAを持つ細胞が異なる機能を持ったり、遺伝子型が同じ一卵性双生児に個体差が生まれたりするのはふつうの現象だ）、それと同時に内分泌かく乱物質の影響についても研究されている。内分泌かく乱物質は、DNAを変異させずに、ヒストン（DNAに結合するタンパク質）の化学構造によくない影響をもたらす。内分泌かく乱物質が一旦ヒストンに入りこむと、たとえ後で取り除けたとしても影響は長く続く。ワシントン州立大学のマイケル・スキナー教授の研究では、妊娠中のメスのラットのヒストンが農薬（注8）の影響を受けると、胎児の精子の遺伝子にもその影響が及んだ。驚くべきことに、こうした有害物質による影響は少なくとも三世代後まで続くらしい。嗅覚や生殖に関わる遺伝子、がん細胞の発達に関する遺伝子などが、ＤＮＡやＲＮＡの塩基配列が変化する「突然変異」を伴わずに変わってしまう。男性性機能障害、肥満症、自閉症、一部のがんなどの疾患は、エピジェネティックな要因で発症するケースがあると証明されている。とくに父親から受け継いだ遺伝子からの影響が多いという（注9）。

ドゥーズレ　石油由来の有害物質や農薬は細胞内でどういう働きをするの？　母親やその胎児の細胞

【注4】N. Jørgensen, M. Vierula, R. Jacobsen, E. Pukkala, A. Perheentupa, H. E. Virtanen, N. E. Skakkebaek, J. Toppari, "Recent adverse trends in semen quality and testis cancer incidence among Finnish men", *Int. J. Androl.*, 2011, p.37-48

【注5】A. M. Soto, C. Brisken, C. Schaeberle, C. Sonnenschein, "Does cancer start in the womb ? Altered mammary gland development and predisposition to breast cancer due to in utero exposure to endocrine disruptors", *J. Mammary Gland. Biol. Neoplasia*, 2013, p. 199-208

【注6】ジル＝エリック・セラリーニの著書二冊に、人間の体内における有害物質の存在、環境と人体への有害物質の影響を証明する実験結果がまとめられている。*Génétiquement incorrect* (Flammarion, 2011) et *Nous pouvons nous dépolluer !* (Josette Lyon, 2009)（いずれも未邦訳）

【注7】ＤＮＡの複製時に、ＤＮＡを構成する要素が化学反応を起こす「メチル化」などがある。Cf. Perera et Herbstman, *Reprod. Toxicol.*, 3, 2011, p. 363-373

【注8】ビンクロゾリン。Cf. M. Skinner *et al.*, *Plos One*, 8, 7, 2013, e66318

【注9】V. Hugues, "Epigenetics : the sins of the father", *Nature*, 6 mars 2014, 507 (7490), p.22-24 ; doi : 10.1038/507022a.

にこうした有害物質が入りこんだ場合、どうやって神経や生殖器官に影響を与えるんだい？

セラリーニ　たとえばプラスチックの場合、絶縁体のような役割を果たす。微生物が入らないように食品をラップで包んだり、電気が通らないようにプラスチック板で防いだりするのと同じ作用だ。細胞内にプラスチックが蓄積されると、細胞同士の情報伝達が阻害される。コミュニケーションが滞ると細胞はきちんと働けなくなり、わたしたちは健康を維持できなくなる。

ドゥーズレ　細胞同士はどうやって情報を伝え合っているの？

セラリーニ　電気信号さ。イオン、塩（ナトリウム）、インスリンの分子などが細胞膜上の受容体に入って、たとえば「糖をもっと貯蔵しろ」などと指令を出す。ボタンを押して変調器のスイッチをオンにするようなものだ。

わたしたちがこうして生きているのは、体内の何十兆個という細胞が互いにコミュニケーションを取っているおかげなんだ。わたしたちが立ったり座ったりできるのは、決して骨があるからではない。もし骨しかなければ、わたしたちはその場で崩れ落ちてしまう。神経、筋肉、腱によって支えられているからでもない。たとえ神経と筋肉と腱が揃っていても、意識を失ったり死んだりしたらやはり倒れてしまう。わたしたちが立ったり座ったりできるのは、細胞同士が緊密なネットワークを築いて、スピーディーにコミュニケーションを取り合っているおかげなんだ。たとえば、足先が何かに突っかかって転びそうになると、神経の電気信号によって瞬時にそれが脳に伝わり、ストレスを受けた脳下垂体からホルモンが放出されて腿の筋肉が収縮する。

わたしたち人間は、電気信号と化学物質（ホルモン）という二つの情報伝達システムを持っている。電気信号は神経系を通じて、ホルモンは内分泌系を通じてやりとりされる。一方、微生物はこうしたシステムを備えていないので、体内での情報伝達はほとんど行なわれない。もしわたしたちの体内の何十兆個という細胞をすべて微生物に置き換えたら、背を伸ばして椅子に座ることはできなくなり、黒い液状になって椅子から流れ落ちてしまうだろう。細胞同士のコミュニケーションが阻害されるのに比べたら、骨と筋肉と神経のコミュニケーションの阻害など、生命体の維持にとってはささいなことにすぎない。細胞が情報伝達をしているおかげで、わたしたちは細胞（約六十兆個）よりはるかに多い微生物（約百兆個）と共生さえできる。微生物はわたしたちの皮膚、粘液、腸などに生存しながら、病原微生物が外から侵入するのを防いだり、食物の消化を促したりしているんだ。

ドゥーズレ　ぼくたちの分子、細胞、遺伝子に入りこんだり蓄積されたりする微小の有害物質が、ぼくたちの健康を脅かしているんだね。

セラリーニ　そう。近年も、農業従事者がよくパーキンソン病（神経変性疾患）を発症するのは、農薬に原因があると証明されたばかりだ（注10）。だが、生命体における有害物質の働きとその影響については後でゆっくり説明しよう。今の時点で覚えておくべきは、現在の医学や疫学は石油由来の有害物質の影響をほとんど考慮していないということだ。

さあ、これからは、遺伝子組み換え生物（GMO）とは何か、遺伝子組み換え（GM）作物にはどういう問題があって、なぜ「農薬のための作物」と呼ばれるのかを説明していこう。

【注10】 Liew *et al.*, *Arch. Environ. Occup. Health.* 69 (4), 2014, p.241-251

第４章
恐怖のコンビ：農薬とＧＭ作物

ドゥーズレ　農薬とＧＭ作物の関係を理解している人はあまりいない。すごく大事なことなのに。その一方で、たいていの人は「遺伝子組み換え生物（ＧＭＯ）」が何を意味するかは知っている。祖先が残してくれた遺産を他者と取引して生まれた生物だ。もちろん、ＧＭ作物もこれに含まれる。当然のことながら、そんなことをして大丈夫かと不安に思う人は多い。最近は「遺伝子導入生物」ということばもよく聞くようになった。ＧＭＯはどんなものでも有害なの？

セラリーニ　その答えは基本的にイエスだが、一〇〇パーセントそうとも言いきれない。遺伝子が導入された生物の代謝がきちんと働いて、体内の有害物質を無毒化できるかどうかにかかっている。だが、代謝の構造は複雑なので予期せぬ不調に見舞われることもある。しかも、ＧＭ作物の場合は遺伝子レベルで農薬が組みこまれているので、有害である危険性は非常に高い。だからこそ、安全性を評価するには長期の動物実験が必要なんだ。それから、「遺伝子組み換え生物（ＧＭＯ）」と「遺伝子導入生物」は厳密に言うと同じではない。ＥＵの規制（のちに国際標準にもなった）によると、ＧＭＯは「自然の交配ではない方法による、試験管内で作製された組み換えＤＮＡを導入することで再生される生命体」とされる。だがここには、基礎研究などのために、ある個体の遺伝子を使ってつくった組み換え体を同じ個体に戻すケースも含まれる。一方、遺伝子導入生物は「ほかの種の遺伝子の断片が導入された生物」を指す。現在市販されているＧＭ作物（ダイズ、トウモロコシなど）はすべてウイルスや微生物などの遺伝子が導入されているので、「遺伝子導入生物」と言えるんだ。

ＧＭＯは、法律的には二つのグループに分けられる。ひとつは、研究所内でのみ使われるもの。この場合の遺伝子組み換えは、医学や生物学の研究、医薬品製造の目的で行なわれる。もうひとつは、環境に放出されるもの。大規模農業のためのＧＭ作物、成長ホルモンが導入されたＧＭサケ、マラリア媒介蚊を根絶させるための生殖能力のないＧＭ蚊などがそうだ。とくにＧＭ作物は、食品としてわたしたちの口に入るので、販売前に健康への影響を調べる安全性試験が行なわれる。ＧＭＯが議論の的になるときは、いつもこのＧＭ作物が原因なんだ。

現在、宗教関係者や哲学者の間で、ＧＭＯの「賛成派」と「反対派」の衝突が激化している。賛成派は「自然には不備があるので、人間が修正すべきだ」、反対派は「自然は完璧で神聖だから、人間は手を出してはいけない」と、それぞれ言い張っている。だがわたしが思うに、両者とも自然とＤＮ

Aを混同している。生物だけが持っているDNAを「神聖なマトリックス」として実際に敬ってきたのは、宗教者や哲学者ではなく科学者だ。大衆やメディアはこうした科学の視点を取り入れただけにすぎない。だが、タンパク質、糖質、脂質といった有機化合物だって生物にしかない「神聖」で「自然」なものだ。ところが実際は、砂糖を熱してカラメルをつくろうが、デンプンをグルコースに分解しようが、気にとめる人は誰もいない。

わたしに言わせれば、問題はそこではない。GMOの使い道、そしてそれによって生物に有害物質を与える行為こそが問題なんだ。特許を盾にして生物を好き勝手に操って（これはGMOが抱える別の問題だ）**(注1)**、ふつうの農作物を「農薬のための作物」に変えたり（これについては後でまた話そう）、消費者を実験台にしたり、環境を実験室とみなしたりしている。

ドゥーズレ　知ってる人はあまり多くないけど、農薬とGM作物は非常に密接な関係にある。健康被害を懸念して農薬の使用を制限する政策が打ちだされても、実際にはほとんど効果がない。法制化はされず「目標」だけで終わってしまう。二〇〇七年にサルコジ政権下で行なわれた「環境グルネル懇談会」でも、二〇〇八年から二〇一八年までに農薬の使用を半減させる目標が立てられたのに、結局

【注1】 ジル＝エリック・セラリーニの以下の著書を参照：*"Ces OGM qui changent le monde"*, Flammarion, 2003.

は実現されていないよね？

驚くべきことに、農薬を「ファイトサニタリー商品」と呼んでいるメーカーもある。語源的には「植物の健康を守るための商品」という意味だけど……。

セラリーニ　馬鹿げている。まさにことばの濫用だ。科学的に見れば誤用でさえある。すべてメーカーによる宣伝のためにすぎない。農薬は、大きく除草剤、殺虫剤、殺菌剤の三種類に分けられる。除草剤は、いわゆる「雑草」を殺すためのものだ。だが、タンポポやオオバコのようにおいしくて栄養価が高くてからだによいものまで、ひとくくりに「雑草」とされるのは間違っている。これは「ファイトサニタリー」ラインナップで一番の売れ筋とされるが、ちっとも「植物の健康を守って」などいない。標準的な品質の農作物を大量に収穫したり、畑を「クリーンに」したりするために、自然の植物を排除しているのだから。「ファイトサニタリー」の二番手である殺虫剤は、やはり農作物の収穫量を維持する目的で、植物を食べる虫を殺す農薬だ。三番目の殺菌剤は菌類を殺すが、そのせいで植物に栄養分を供給したり病原菌から植物を守ったりしている共生菌も死んでしまう。確かに、一般的には「カビ」と呼ばれる糸状菌（植物に病害をもたらす菌）を除去するためなら、「ファイトサニタリー」という名称は間違っていないかもしれない。だが殺菌剤を使うと、ほとんどの場合は植物の免疫力を衰えさせることにつながってしまう。ある意味、殺菌剤はほかの農薬以上に、人間を含む哺乳類にとってもっとも毒性が強いと言える（注2）。

ドゥーズレ　ＧＭＯは植物を守っているという説もあるけれど……。

セラリーニ　あんなのは、種苗メーカーがＧＭＯのイメージアップのために言っているだけだ。ＧＭ作物は、除草剤を撒かれても枯れないか（除草剤耐性）、細胞内で殺虫性毒素をつくりだすか（殺虫性）のいずれかだ。植物を守ることなんてできない。

ドゥーズレ　でも、確かに生物を守るためのＧＭＯもあるんじゃない？　たとえば、医薬品を製造するためとか……。

セラリーニ　ああ、それはもちろんそうだ。ＧＭＯの技術は、医学研究において重宝されるどころか、現在では必要不可欠でさえある。それぞれの遺伝子の機能が判明したおかげで、化学合成に頼るよりずっと簡単に医薬品がつくれるようになった。この分野でならわたしは「ＧＭＯ支持者」だよ。たと

【注2】 Mesnage *et al.* (2014), *Biomed. Res. Int.*, 2014 : 179691. doi : 10.1155/2014/179691. Epub 2014 Feb 26.

えば、成長ホルモンの製造はよいGMOの利用法だと思う。分子生物学的な操作によって人間の遺伝子が解析され、分離される。それを微生物に導入し、インキュベーター（培養器）で人工培養して成長ホルモンをつくりだすんだ。これを使って悪性疾患の治療薬がつくられている。ちなみに、GMは遺伝子「組み換え」が正式な名称だ。「操作」や「変換」や「改良」ではない（注3）。

ドゥーズレ　ぼくの思い違いでなければ、この手のGMOは完全に隔離された場所でしか使われないんだよね？　自然環境に放出されたことは一度もないの？

セラリーニ　わたしが知っている限りでは一度もない。GM微生物が直接人間に使われることも決してない。例外は、遺伝子治療に使われるGMウイルスだけだ（注4）。がん細胞を抑制する非病原性のGMウイルスをつくりだし、がん患者に直接投与している。ただしこの治療も、専門病院の完全に隔離された病室で、あくまで実験的に行なわれているだけだ。ほかのGMOが患者に直接投与されることは決してない。医薬品をつくるのに使われた後のGM微生物は、オートクレーブという高圧滅菌器によって不活化される。決して自然環境には放出されない。もしそんなことをして、非常に強力な作用を持つGM微生物が自然の生物の体内にでも入ったら大変なことになる。

逆に、「意図的に環境放出されるGMO」（これは法律上正しい表現だ）は、九九パーセント以上が農業で使われる「農薬のための作物」だ。

ドゥーズレ　さっきから話に出ているその「農薬のための作物」って、どういう意味なの？

セラリーニ　説明しよう。二十年ほど前からずっとつくられているGM作物はすべて、「除草剤耐性」と「殺虫性」の二つの性質に大きく分けられる。これまでに、家畜の飼料用と人間の食用として主に四種類のGM作物（ダイズ、トウモロコシ、ワタ、ナタネ）がつくられている。これらの生産量が世界の農産物全体に占める割合は数パーセントだ。GMOが議論の的にされるときは常にGM作物が要因だ。逆に言えば、ほかのGMOはあまり問題にされていない。GMワタは主にインドとアフリカで栽培され、綿花が生地の製造に使われるほか、油が抽出されたり、搾りかすがヤギやヒツジの飼料にされたりする。GMナタネは主にアメリカで栽培され、飼料にされたり、代替燃料として使われたりしている。

【注３】　この技術の名称をどうするかについてはこれまで激しい議論が行なわれてきた。科学的な事実に近い表現は「操作」または「変換」だが、この技術を推奨する者たちはこれが「進化」であることを強調するために「改良」という表現を使いたがった。その後、当局によって「組み換え」に統一されてこれが国際標準となった。

【注４】　遺伝子組み換え技術によって、非病原性ウイルスに別のＤＮＡを組みこんでつくった医薬品。これを患者に投与すると、一部の細胞（たとえばがん細胞）の遺伝子内に入りこんで増殖を抑制する。

ドゥーズレ　農薬に耐性があったり、農薬と同じ効果を生みだしたりする作物なんかよりも、水がなくても育つ作物をつくればよかったのに。ＧＭ作物に関する議論で、十五年くらい前からそういう目標が掲げられていなかったっけ？　でもちっとも実現していないね。

セラリーニ　水がなくても育つ作物をつくるのは、まあ無理だろう。乾燥に強い作物ならつくれるかもしれないが……。いずれにしても、農薬に耐性がある作物よりはるかに難しい。氷や塩に耐性がある作物、劣悪な環境に適応できる作物なども同じだが、つくるのに膨大な遺伝子が必要とされるんだ。

ドゥーズレ　技術的にはまだできないことがたくさんあるんだね。今やってることなど小手先にすぎないということか。

セラリーニ　今のＧＭＯは、パーティクルガンという高圧ガスの銃を使って、植物の胚細胞にＤＮＡを撃ちこんでつくられている。何回かチャレンジして、きちんと核に命中したものを選別している。ある意味、運まかせの原始的な方法だ。

現在市販されているＧＭ作物の三分の二は、一種類以上の除草剤に対する耐性を備えている。さっきも話したように、除草剤は「ファイトサニタリー」ラインナップで一番の売れ筋だ。工業型農業とも呼ばれる大規模農業を行なうには除草剤が必要不可欠で、そのうちもっとも歴史が古く、もっとも広く使われているのがラウンドアップだ。散布すればGM作物以外の植物はすべて死んでしまう。とくに、ダイズ、トウモロコシ、ワタ、ナタネのGM作物の畑には大量に撒かれている。二〇〇五年以降、わたしの研究所で主要テーマにしているのがこの毒性の研究なんだ。

ドゥーズレ　ラウンドアップに「耐性」がある作物だなんて……いったいどういうトリックなんだ?

セラリーニ　わたしに言わせれば、「耐性」ということばは適切ではない。GM作物はラウンドアップと戦うメカニズムなど備えていない。事実は真逆で、GM作物はラウンドアップを吸収しているんだ。自らの細胞膜内に取りこんで共生している。科学的に言えば、これは「耐性」ではなく「許容性」だ。

そのメカニズムはこうだ。まず、除草剤で汚染された環境でも生きられる微生物の遺伝子を作物に導入し、除草剤への「許容性」(念を押すが、これは「完全なる」許容性だ。除草剤は「あらゆる植物」を殺してしまうので)を付与する。そうしてつくられたGM作物のおかげで、大規模農業の従事者たちはさまざまな除草剤から用途に合うものを選ぶ手間から解放される。結局、GM作物以外のすべての植物を殺すラウンドアップをみんなが使うようになる。ラウンドアップを販売するモンサント社にとっては笑いが止まらない状況さ。モンサント社は、自社が特許を持つラウンドアップ耐性GM作物の種子とラウンドアップをセットにして販売している。これに飛びついた小規模農家のなかには、にっちもさっちもいかなくなった者がたくさんいる。インドのＧＭワタ栽培農家には、モンサント製品を借金までして買ったのに収穫が振るわなくて自殺をした者さえいるんだ（注5）。

ドゥーズレ　じゃあ、もう一種類のＧＭ作物、自ら殺虫性を発揮するほうはどう？　殺虫剤を使わずに済むのなら体にやさしいんじゃないの？

セラリーニ　とんでもない。殺虫性ＧＭ作物には、畑に散布されるよりはるかに多くの殺虫毒素が含まれているんだ。一キロ当たり数ミリグラムほどだが、これはふつうに殺虫剤を散布する量の千倍以上に相当する。前にも少し話したけど、殺虫性ＧＭ作物は「Ｂｔ作物」と呼ばれている。Ｂｔ作物は、植物がまだ細胞の段階のときにバチルス・チューリンゲンシス（Ｂｔ）という細菌のＤＮＡ断片を導入してつくられる。このＢｔ菌は昆虫に敗血症のような症状をもたらすので、その遺伝子が組みこまれたＢｔ作物も同じ形質を持つようになる。

Ｂｔ作物は、効力を発揮する虫によってさまざまな種類に分かれる。メイガ類などのチョウ目に有効なもの、ハムシを含むコウチュウ目に有効なもの……。Ｂｔ遺伝子の変異体を使って遺伝子工学的につくられた、より殺虫効果が高いとされる「キメラ作物」（異なる遺伝子情報がひとつの個体内に混在している作物）もつくられている。

ドゥーズレ　キメラ作物の毒素は、集まってきたあらゆる虫を攻撃するの？　すべての虫に耐性があるということ？

セラリーニ　いや、ちがう。たとえキメラ作物であっても、含まれる毒素はひとつの種の虫にしか効果がない。たとえば、メイガの幼虫に耐性があるＭＯＮ８１０というＢｔトウモロコシがある。これは二〇〇〇年代はじめからヨーロッパでもっとも多く栽培されているＧＭ作物（収穫量は全トウモロコシに対して一パーセント未満だが）だが、コウチュウ目に対する耐性がないのでしょっちゅう虫食いの被害に遭っている。すべての虫に有効というわけではないんだ。それに、虫も変異するのを忘れてはいけない。アメリカでは、ＧＭワタの殺虫性に耐性を持つ虫がすでに登場している。

一方、ＭＯＮ８６３というＢｔトウモロコシは、トウモロコシの根を食べるコウチュウ目のハムシに対する耐性がある。二〇〇七年以降、わたしたちの研究所では、この作物の安全性を主張するモンサント社の実験結果を再評価し、毒性を証明している。モンサント社はラットの血液検査結果をたっ

【注5】　この話はバンド・デシネ（フランスのマンガ）にもなっている。Michaël Le Galli, Xavier Basset et Mike：*La Guerre des OGM*, Delcourt, 2009

た九十日分提出しただけで、この殺虫性トウモロコシの販売承認を得ていたんだ（注6）。八種類もの形質が付与された「スマートスタック」と呼ばれる別のGMトウモロコシは、すでにアメリカでは栽培が許可されていて、いずれヨーロッパにも輸入される見こみだ。なんと、六種類の殺虫性と二種類の除草剤耐性を発揮するという。

ドゥーズレ　確か「スタック品種」って、異なる形質を持つ複数のGM作物を伝統的な育種法で掛け合わせてつくるんだよね？　でも八種類もの形質をいったいどうやってスタッキングするんだろう？ひとつの形質を持つGMトウモロコシを何度も掛け合わせるのか、それともまったく新しい技術なのか。

セラリーニ　ひとつの形質しか持たない「第一世代」のGM作物（一九九五年から現在までつくられている）を複数回掛け合わせれば、実際にスマートスタックがつくれるさ。まあ、本当に効果があるかどうかは実験で証明する必要があるけれど。今もっとも広く出回っているのは「第二世代」のGM作物（一九九八年からつくられている）で、除草剤耐性と殺虫性の二つの形質をあわせ持つのが特徴だ。こうして、ラウンドアップ耐性Btトウモロコシが誕生したんだ。

ドゥーズレ　ということは、現在販売されているGM作物のほとんどは、農薬を使って栽培される「農薬のための作物」なんだね。なるほど、これでよくわかったよ。さあ、GMOについて学んだところで、次はきみの研究チームのインビボ（生体内）実験について詳しく教えてくれないか。いや、その前に、どうしてきみがこれほど大規模な研究を行なおうと思ったのか、そしてこの研究がどうしてあれほどまでに世間を騒がせたのか、ぜひ話してほしい。

【注6】 G.-É. Seralini *et al.*, *Arch. Environ. Contam. Toxicol.*, 52, 2007, p. 596-602. Spiroux de Vendômois *et al.*, *Int. J. Biol. Sci.*, 6 (6), 2012, p. 590-598.　これらの研究結果には、モンサント社が行なった毒性試験ですでにはっきりと兆候が現れていたにもかかわらず、同社がこれをなおざりにした証拠が記されている。詳しくは後述。ジル＝エリック・セラリーニの以下の著書も参照：*"Ces OGM qui changent le monde"*, op. cit.

第2部

インビボ(生体内)実験

(注1)

【注1】 二〇一二年九月二十日～二十六日号の『ヌーヴェル・オプセルヴァトゥール』誌にこの実験が取り上げられ、「インビボ実験はすべてを変える？」というタイトルが表紙に大きく掲載された。論文が掲載された科学ジャーナル『フード・アンド・ケミカル・トキシコロジー』と同日に刊行されており、「権威ある科学ジャーナルに掲載された、食品毒性学関連の論文」と紹介されている。

第1章

GMOと農薬の研究をはじめたきっかけ

セラリーニ　わたしが研究者になって最初に取り組んだテーマは、食品に含まれる合成化学物質とホルモン依存性がんの因果関係だった。このときの研究で、長期にわたって合成化学物質の影響を受けた者は、いわゆる「現代病」と呼ばれる疾患（がん、性機能障害など）にかかりやすくなるとわかった。以来、わたしは農薬とGMOの健康への影響を調べる研究に没頭するようになった。だが、そのときは何をどう調べたらよいかまだ手探り状態だった。

その後、カン大学の分子生物学教授に任命され、学生たちに遺伝子操作の方法を教えるようになる。それから十年間、大学で研究を続けたところ、環境汚染によって生じた発がん性物質が乳房に蓄積されるのが、乳がんの大きな要因のひとつであると判明した（注2）。そしてとうとう、国内外で九年間にわたってGMOの安全性評価に携わっているうちに、ある重大な事実を知ることになる。種苗メーカーがGM作物をヨーロッパで販売するには、安全性評価証明書という申請書類を欧州食品安全機関

（ＥＦＳＡ）に提出して承認されなくてはならない。実は、ＧＭＯをめぐる最大の問題はこの書類にあるとわかったんだ。そこに記されていた安全性試験の評価結果は、科学的な厳密さと情報の透明性が完全に欠けたものだったんだよ。

面倒でやっかいな作業だったが、わたしはこれらの書類をこと細かく調べてみることにした。自然環境が実験台にされている状況を見過ごすわけにはいかなかった。結果的に、やった甲斐があったと言ってよいだろうね。

ドゥーズレ　最大の問題は販売承認のための申請書類にあたって、いったいどういうこと？　そこには何が書かれていたの？

セラリーニ　一九九八年、わたしは、フランス農業・環境省の諮問機関であるＧＭＯ規制当局**（注3）**の委員に任命された。このとき、はじめてこうした書類を目にしたんだ。当時の安全性評価証明書は、

【注2】 G.-É. Seralini *et al., Int. J. Biol. Sci.,* 5 (5), 2009, p. 438-443 ; Benachour *et al., Tox. Appl. Pharmacol.,* 222 (2), 2007, p.129-140 ; Seralini et Moslemi, *Mol. Cell. Endocrinol.,* 178, 2001, p.117-131 ; *Génétiquement incorrect, op. cit.*

【注3】 ＧＭＯの評価を行なう生体分子工学委員会（ＣＧＢ）、および、生物監視委員会のこと。いずれも農業・環境省の諮問委員会で、前者はＧＭＯの販売前、後者は販売後の評価を担当する。

遺伝子組み換え技術は安全だという前提で作成されていた。

わたしが最初に詳しく調べたのは、ノバルティス社が開発したGMトウモロコシのBt176だった。生体分子工学委員会（CGB）は前年にこのGM作物を承認していたが、環境相のコリーヌ・ルパージュがその答申を無視したために委員長のアクセル・カーンが辞任し、大きな騒ぎになっていた。その頃、一般的には、GM作物は既存の作物に導入遺伝子の機能がプラスされただけだと考えられていた。Bt176の場合は殺虫性だ。ところが実際は、遺伝子同士の複雑な相互作用によって、ほかの遺伝子を分断させたり不活性化させたりするなど予期せぬ結果が現れる（遺伝子学者なら知っていることだが）。Bt176のように、不確かでリスクの高い遺伝子の場合はなおさらだ。もちろん、その毒性の有無は実際に遺伝子を導入してみないとわからない。だがノバルティス社の毒性試験は、導入される前の遺伝子だけを使って行なわれていた。数匹のマウスに殺虫性遺伝子を入れたフードを一回だけ食べさせて、数日後に死ななかったのを確認して……はい、それで終わり。

ほかにも、この作物を摂取した動物の体内で殺虫毒素が無害化されるのを証明するために、導入前の殺虫性遺伝子を少量の胃液と共に試験管に入れる試験も行なわれていた。いったいどうしてBt176に組みこまれた後の遺伝子を使わなかったのか、さっぱり訳がわからない。導入前と後では、遺伝子の働きかたはまったく変わってしまうというのに……。こんなものを「安全性評価試験結果」として提出されて、どうしてCGBの「専門家」たちは平気で受理できたのか。考えると空恐ろしくなる。ＣＧＢが厳しい要求をしないから、メーカーも好き勝手をするようになるんだ。

ほかに、Ｂｔ１７６を含むフードを哺乳動物に与える試験も行なわれていた。しかしそれも、四頭の乳牛にたった二週間与えただけ。しかも、ノバルティス社の専属獣医師が書いたという証明書には「試験開始から一週間後、四頭のうちの一頭が飼料の草を喉に詰まらせて死亡した」と書かれていた。いったいこれのどこが「細心の注意を払った、正確で厳密な試験」なんだろう？　これを「機密文書」扱いするのは、単に自分たちが怠惰なのを隠蔽したいだけなのでは、と疑ってしまう。この試験の終了後、一頭の乳牛の体重が明らかに増加しているのがデータから見てとれた。ＣＧＢの一部の委員はそれを疑問視していたが、ほかのメンバーは瑣末なこととみなし、「体重測定の前に排尿しなかっただけじゃないか」と笑いとばしてさえいた。さらにこの試験では、三頭の乳牛から搾った乳に含まれている殺虫毒素の量が正確に計測されていなかった。ところが結局、ＣＧＢによるわずか数ページの報告書にはこう結論されている。

「家畜が摂取した有害物質は乳には移行しない。家畜の消化器官によって完全に無害化される。したがって、これを人間の健康にとって有害と判断するのは、科学的に疑問視されるというより、馬鹿げていると言わざるをえない」

ＣＧＢがＧＭ作物の評価を軽んじるのは、わたしにとっては許しがたかった。承認申請書類を「機密文書」扱いにして自分たちの不誠実さを隠しながら、堂々とこんな主張をすることにひどく腹が立った。厳しい道になると知りつつも、これらの試験結果を科学的に厳密なやりかたで再評価しようと思ったのは、人々の健康や環境がリスクにさらされていると知ったからなんだ。生物学用語の「インビボ」は「生体内で」を意味するラテン語だが、わたしはこのインビボ実験のために、二〇〇七年から二〇一二年までの五年間という年月と、およそ三百二〇万ユーロという大金を費やした。これについては後でまた詳しく話そう。

ドゥーズレ　CGBの委員になった一九九八年から、インビボ実験をはじめる二〇〇七年まではどうしていたの？

セラリーニ　一九九〇年代終わりから、ほかの大学の教授や民間の審査団体に、厳密な安全性評価を行なうための協力を依頼しはじめた。クリージェン（CRIIGEN：遺伝子工学に関する研究情報の独立委員会）の科学審議会のメンバーはこうして集められたんだ（注4）。クリージェンは安全性評価のプロが集まる国際NPOだ。人間と動物と生態系に対するメリットとリスクに関して、遺伝子工学研究と、化学産業によってつくられた生体外物質（人工有害物質）の研究を行なう、世界で類を見ない団体と言える。バイオテクノロジー関連企業や食品化学メーカーからは完全に独立していて、人々の健康と環境を守ることを目的に、疑わしい安全性評価の再評価を行なったり、代替手段を検討したり、衛生化学（注5）の発達を推進したりする役割を担っている。

規制当局の専門家で、ＧＭＯ安全性評価システムの不備を公言する者は今もむかしもほとんどいない。通常は、企業の担当者や顧問と内々で話し合いをするだけで済ませてしまう。わたしがクリージェンの科学審議会に優先的に迎えたのは、こうした企業の顧問も務めた国際経験が豊かなプロばかりだ。

わたしたちは、安全性試験を正しいやりかたで行なわなければ真実はわからない、と考えた。したがって、ラットが生きている間ずっとＧＭ作物を与えつづけることにした。ラットは哺乳類の生理的モデル動物だ。物質の毒性や医薬品の作用を調べる実験で、世界じゅうでもっとも多く使用されている。もしＧＭ作物を食べているラットが生存中ずっと健康でいられるなら、ＧＭ作物に含まれる有害物質に人間と動物の健康へのリスクはほとんどないと考えてよいだろう。医薬品を開発するときのように、必要とあればその後で臨床試験をすればよい。だが、もしラットが死んだり、重い病気になったりしたら、何らかのリスクがあると考えざるをえない。

わたしたちは、講演会やメディアを通じて、こうしたことを定期的に言いつづけてきた。やがて、世間もＧＭＯに注目しはじめた。わたし自身も、公共の場で、本を出版することで、政府の公聴会で、何度も繰り返し現行のＧＭＯ評価システムの不備を訴えつづけた。するとそれが物議をかもし、やが

【注4】　www.criigen.org
【注5】　合成化学物質による汚染を防ぐための研究。

てフランス各地で「ＧＭ刈り取り隊」のような大規模な抗議活動が行なわれるようになった。騒ぎはいっそう加熱した。そうした状況下で、二〇〇二年、とうとうモンサント社は哺乳動物を対象にした安全性試験を行なわざるをえなくなった。ところが、またしてもその結果は「機密文書」扱いだ（ＣＧＢ外には非公開とされる）。そのせいで、科学界や医学界ではこの件について議論をすることができなかった。

モンサント社の試験では、ＧＭ作物入りの栄養バランスのよいフードがラットに与えられた。使われたのは、ラウンドアップ耐性ＧＭトウモロコシのＮＫ６０３。わたしたちがのちに行なったインビボ実験でも同じ品種を使っている。だが、モンサント社の試験には大きな問題があった。なんと、期間がわずか三カ月だったんだ。食事のせいでがんが発生するかどうかを調べるには、三カ月では到底足りない。寿命がおよそ二年のラットでも同じだ。そんなことはがん研究者なら誰でも知っている。がんだけでなくほかのすべての慢性疾患も同様だ。こうした期間不足に加えて、もうひとつ問題があった。モンサント社の試験では、五週間目と三カ月目のたった二回しか血液検査と尿検査を行なっていなかった。こんなに内容が浅くて薄っぺらな試験結果など、きちんとした科学ジャーナルなら絶対に掲載するはずがないと、わたしたちは思っていた……。

そのうえ、こうした二つの重大な不備があるにもかかわらず、わたしたちがこの試験結果を詳しく調べたところ、すでに有害物質の影響の兆候がデータに表れはじめていたんだ（注６）。

ドゥーズレ　きみの考えだと、その兆候というのは病気の予兆なの？

セラリーニ　それがわからないから問題だったんだ。だからこそ、わたしたちがインビボ実験を行なう意義があったわけだし、どういうデータを取るべきかもおのずと決まってきた。

モンサント社の試験では、メスのラットには糖尿病の前段階であるメタボリック症候群の兆候が、オスのラットには腎不全の兆候が、それぞれ表れていた。だが、それが一時的なものなのか、後になってから健康に大きなダメージがもたらされるのか、実験をどれだけつづければはっきりした病気の症状が表れるようになるのか、この実験だけではわからない。

だからわたしたちは、同じタイプのラットを使って、同じ実験を、ただしもっと長期にわたって行なわなければならないと考えた。そうしないと、モンサント社のラットに見られた兆候がその後どう変わっていくかを調べられないし、自分たちの実験とモンサント社の試験のデータを比較することもできなくなる。こうしてわたしたちは、ラットの寿命に合わせて二年間の実験を行なった。その間、

【注6】二〇〇五年にドイツで行なわれた裁判でモンサント社が敗訴した後、この試験結果がようやく公開された。これをきっかけに、安全性試験の元データの「機密文書」扱いが廃止された。『食卓の不都合な真実』（既出）にこの経緯が書かれている。毒性の兆候に関する科学的な検証もセラリーニのチームによって発表されている。Spiroux de Vendômois *et al., Int. J. Biol. Sci.,* 5 (7), 2009, p. 706-726.

モンサント社は第一世代のGMトウモロコシとGMナタネで三カ月の試験を行なっていたが（一方、第一世代のGMダイズ、第二世代のすべてのGM作物については行なわれていなかった）、一部地域の規制当局では承認されたというそれらの試験結果は実に子どもだましだった。厳密な検査がまったく行なわれておらず、わたしたちの目から見たらとても科学的とは言えない。そんなずさんな試験結果など、世界じゅうのどの科学ジャーナルにも掲載されるはずはないと思われた。ところがモンサント社専属の専門家は、その試験結果にもとづいた安全性評価書類を提出したとき、少しも不安そうなそぶりを見せなかったんだ。そのうえ、彼らは被験ラット群（実験群）に表れた兆候を、GM作物非供給ラット群（対照群）と比較して、その差を一様に過小評価していた（兆候があることは否定していなかったが）。わたしはこうしたすべてをCGBで説明したのだが、それがなぜか同僚たちの怒りを買ったようだった。その理由は後になって判明したんだけどね。

第2章

インビボ実験はどのように行なわれたか

セラリーニ　わたしたちの実験でモンサント社より確実な結果を出すには、まずは環境を整える必要があった。一定数のラットをきちんとした環境で育てて、適切なフードを与え、できるだけ多くの検査データを取らなくてはならない。十分な予算を準備したつもりだが、もちろん限りはある。人間の子どもを育てるのと違って、助成金がもらえたり、保険が下りたりするわけではない。管理を担当する技術者への報酬、インフラの整備にも費用がかかる。だが、コストを削減しても、必要なデータをすべて取れなくては意味がない。

手に入れた実験用ラットは二百匹だった（オス百匹、メス百匹）。経済協力開発機構（ＯＥＣＤ）が定めた国際指針にしたがって、広さ、明るさ、気温などが適切な条件下で育てられ、必要とされるあらゆるデータが備わった、標準規格を満たしたラットたちだ。さらにわたしたちは、モンサント社の試験結果をもとに、疑わしいと思われる病気の兆候をすべて調べるにはどういう設備が必要かを検討した。それには、大学で行なっているふつうの基礎研究に比べて、はるかに多くの基準を満たさなくてはならなかった。結局、この種の実験に適した専用の研究室を借りることにした（注1）。

ＧＭＯやラウンドアップの健康への影響を調べるために、ここまで大がかりな研究が行なわれたことはいまだかつてなかったはずだ。この研究は、たとえばがんのように一定の病気の発生について調べればよいわけではない。血液や器官に少しでも異常があれば、そのすべてを洗いだす必要がある。いや、血液と尿だけでなく、あらゆる兆候を見のがしてはならない。ラットをいかなる拘束からも自由な状態で育てたうえで、毛並み、眼球の動き、行動、神経反応、食欲、消化活動などを観察する。そのために、わたしたちは数えきれないほどの全身観察と触診を行なわねばならなかった。

ラット用フードの準備にも時間とコストがかかった。モンサント社は自社の種子の研究利用を禁止していたので、あちこちに問い合わせたあげく、外国の協力者のおかげでようやくＧＭトウモロコシの種子を入手できた。次は、栽培する場所を探さなくてはならない。実験群用のＧＭトウモロコシ（ＮＫ６０３）と、対照群用の非ＧＭトウモロコシ（ただし遺伝子的にＮＫ６０３と似ている品種）の二種類を、同じ気候で、同じ土壌で、ラウンドアップを使用したりしなかったりしながら栽培し（ただし、互いに干渉しないように気をつけて）、同じやりかたで収穫し、乾燥させなくてはならない。こうした一連の作業には非常に時間と手間がかかり、結局それだけで丸二年を費やした。

わたしたちのやりかたは、通常の安全性評価をあらゆる点で上回っていた。まずは、期間。わたしたちは二年を費やしたが、これはモンサント社の試験期間の八倍の長さだ。さらに、収集した検査データの量と回数。モンサント社と比べて四倍多いデータを収集し、検査の回数もモンサント社が二回だったところを十一回行なった。そしてこれがもっとも重要な点だが、わたしたちはメーカーとは一切関係していなかった。完全に独立した状態で実験を行なったのだが、これもGM作物の安全性評価では前例のないことだった。

二〇〇九年、いよいよラットを使った実験がスタートした。まず、ラットを性別で十匹ずつに分ける。これは当時の「長期慢性毒性試験」の基準で必要十分とされていたサンプル数だ。通常、メーカーの短期毒性試験も同じように十匹で行なわれる。たとえメーカーが自社の試験で二十匹と記録していても、血液検査はそのうちの十匹にしか行なわれない。そう、この点ははっきりさせておきたい。なぜなら、モンサント社側の「専門家」たちは、のちにこの実験のサンプル数について痛烈な批判を行なったからだ。だが、生物学研究でのサンプル数は一般的に四匹以上とされており、十匹ならそれを十分に上回る。わたしたちは、当時の最先端のゲノム研究にも適合した、最新にして最良の統計方法を実施していたのだ(注2)。

【注1】参照：ドキュメンタリー映画『世界が食べられなくなる日』ジャン＝ポール・ジョー監督、二〇一二年公開。この映画は、セラリーニ著『食卓の不都合な真実』(既出)から着想を得て制作された。
【注2】部分最小二乗判別分析(ＰＬＳ－ＤＡ)と呼ばれる。

グループ１〜３（ひとつのグループはオス十匹、メス十匹の計二十匹で構成される）のラットには、有害物質を含まない、ＮＫ６０３と似た品種の非ＧＭトウモロコシを三三パーセント含む、栄養バランスのよいフードを与える。これら三グループで調べたいのは、ラウンドアップの影響だ。グループごとに汚染濃度が異なる水道水を与えることで、農地に散布されるラウンドアップが哺乳動物にどういう影響を与えるかを調べる。

グループ１には、ラウンドアップの汚染濃度が基準値内の水道水を与える（低濃度）。グループ２には、家畜飼料用ＧＭ作物のラウンドアップ残留基準値の最大量を（中濃度）、そしてグループ３には、農地に通常散布されるラウンドアップの半量を（高濃度）、それぞれ水道水に加えて与える。

こうした実験は、ラウンドアップ（およびほかのすべての農薬）に対してかつて一度も行なわれていない。第一の理由として、これだけ微量の農薬の試験は通常行なわないからだ。そして第二の理由として、「農業従事者が実際に使っている農薬」について調べた者は誰もいないからだ。一般的な安全性評価ではラウンドアップの有効成分（グリホサート）だけが調べられ、農薬として商品化されるときに添加されるアジュバント（機能性展着剤）は検査の対象にされない。ところが実際は、農薬が植物や虫に吸収されやすくなるよう、市販されているほとんどの農薬にアジュバントが添加されており、実はこの物質にも毒性があることが判明している（アジュバントの毒性についてはまた後で触れる）。

グループ4～9は、のちに一般の人たちやメディアがもっとも注目した実験だ。これらのグループには、GMトウモロコシを含むフードとふつうの水道水（ラウンドアップを含まない）を与える。

このうち4～6の三グループにはラウンドアップを散布せずに育てたGMトウモロコシを、7～9の三つには通常の大規模農業と同量のラウンドアップを散布して育てたGMトウモロコシを与える。そしてグループごとにフードに含まれるGMトウモロコシの割合を変える。通常のメーカーの実験では割合ごとに二つに分けるところを、この実験では影響の違いをより詳しく調べたいので三つにした。アメリカでは、食品や家畜用飼料に含まれるGM作物の割合はだいたい三パターン（一一パーセント、二二パーセント、三三パーセント）に分かれている。そこでわたしたちがラットに与えるフードも、安全性基準を満たした栄養バランスのよいフードに対して、GMトウモロコシを一一パーセント、二二パーセント、三三パーセントの割合でそれぞれ加えることにした。

グループ1～9の実験群に対し、残りのグループ10は、GMトウモロコシもラウンドアップも一切与えない比較参照用の対照群とした。

そして二年後、驚くべき結果が出た。ラウンドアップまたはGMトウモロコシを摂取したすべての実験群（1～9）のメスは、いずれも摂取しなかった対照群（グループ10）のメスに比べて、死亡率が二、三倍も高かったのだ（GMトウモロコシの量やラウンドアップの濃度は関係なかった）。また、対照群では二匹のメスだけがわりと早く死んでしまった（十八カ月目と二十二カ月目）のに対し、実験群では十三カ月目で死んでしまう個体もあった。一方、オスはメスより死亡率が低く、腫瘍もできにくかった。この結果は、腫瘍のできやすさが性ホルモンに関連しているためと考えられる。だが、GM作物とラウンドアップの摂取によって病気になりやすくなるのはオスも同じだった。

メスのラットの乳房に巨大な腫瘍ができた写真はかなりショッキングで、論文発表後に公開されるとあっという間に世界じゅうに拡散された（次ページ参照）。腫瘍はほぼすべてのラットに見られたが（この種のラットは腫瘍ができやすいことで知られる）、GMトウモロコシやラウンドアップを与えられたラットは対照群より早く腫瘍ができ、その数も多かった。乳房の次に影響を受けたのが脳下垂体だ。脳下垂体はホルモンを分泌する器官（内分泌腺）で、乳腺は脳下垂体が分泌するホルモンに支配されている。GM作物をもっとも多く摂取したグループのメスのラットは血液中の女性ホルモン（エストロゲン）が減少し、逆に男性ホルモン（テストステロン）が増えていた。

オスのラットの場合、うっ血性肝障害と肝細胞の壊死が見られる割合が、対照群に比べて二・五倍から五・五倍多かった。こうした病変は光学顕微鏡と電子顕微鏡によって確認できる。かなり広範囲にわたる深刻な腎炎も多く観察された（対照群に比べて一・三倍から二・三倍）。腫瘍の発生はメスほど多くなかったが、対照群より四倍ほど大きな腫瘍が見られる個体もあり、腫瘍ができた時期も六百日も早かった。

そしてオスとメスのいずれにおいても、GMトウモロコシやラウンドアップを与えられたラットに

GM作物とラウンドアップの摂取によって巨大な腫瘍ができた実験用ラットの写真。
2012年にセラリーニ博士の論文とともに発表され世界に衝撃を与えた

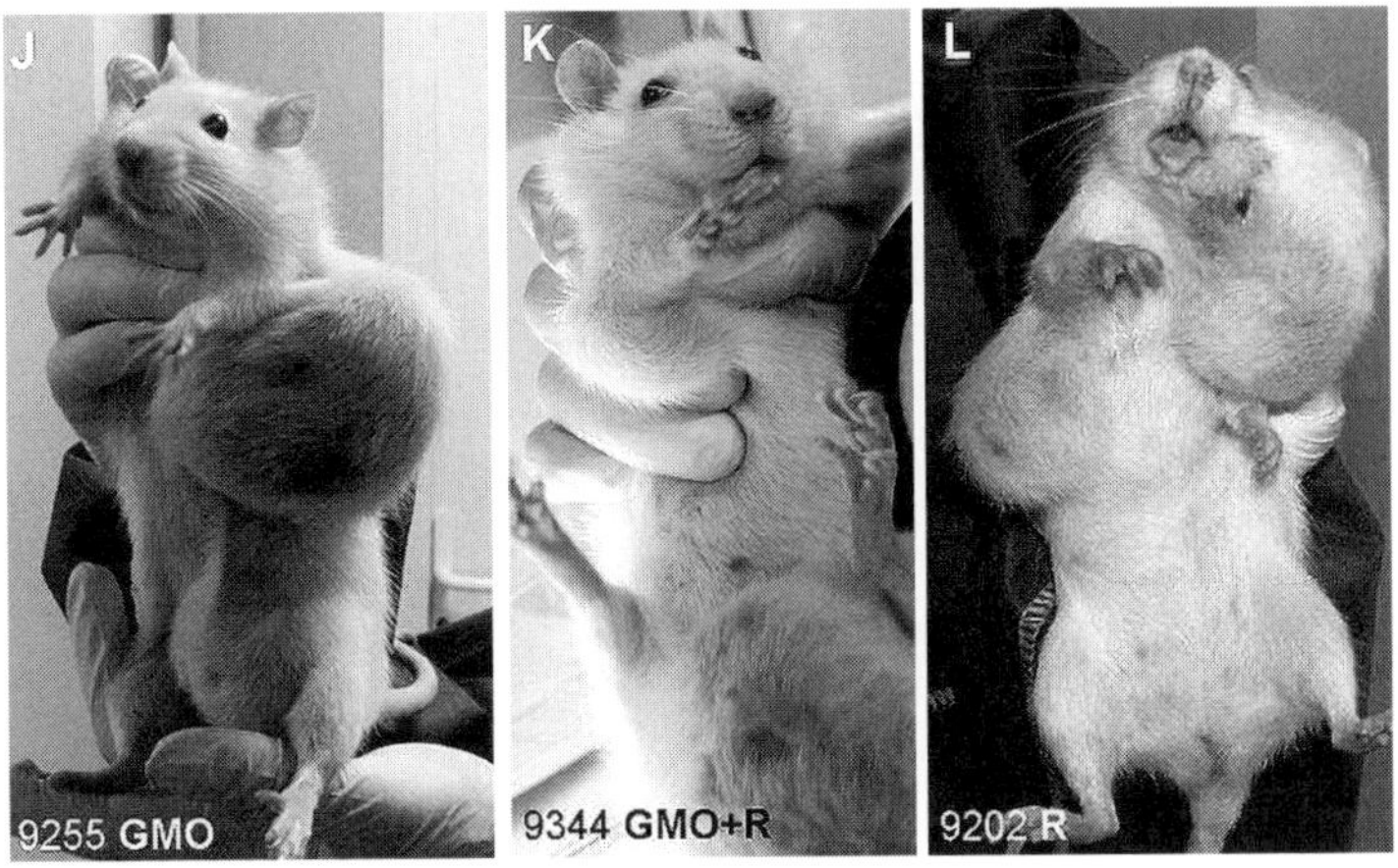

Seralini G.E., Clair E., Mesnage R., Gress S., Defarge N., Malatesta M. Hennequin D. Spiroux de Vendômois J. (2014) Republished study: Long-term toxicity of a Roundup herbicide and a Roundup-tolerant genetically modified maize. Environ. Sci. Eu. 26:14.

慢性的な腎不全がかなり顕著に見受けられた。腎臓は有害物質を体外に排出する器官だが、腎障害を検出するマーカーが異常値を示した個体がなんと全体の七六パーセントにおよんだのだ。

こうしたすべての結果が示しているのは、ラウンドアップは哺乳動物のホルモン分泌をかく乱させるという事実だ。しかも体内で分泌されるホルモンと同じように摂取量と影響の大きさが比例するわけではなく、少ない量でも十分に悪影響をもたらしかねない（注3）。GM作物を摂取することで、ラウンドアップ耐性を持つ導入遺伝子が過剰発現し（注4）、代謝系に異変がもたらされる危険性もある。この研究結果の論文は、二〇一二年九月、食品毒性研究に関する世界的に有名な科学ジャーナル『フード・アンド・ケミカル・トキシコロジー』に掲載された。この結果は世界じゅうでパニックを引き起こし、多くの人たちが興奮してこの件について議論を交わした。その後、わたしたちは数々のバッシングにさらされたが、そのほとんどが何の根拠もない誹謗中傷にすぎない（その件はまた後で話す）。わたしたちの研究結果に対して、科学的な検証にもとづいて理論的に反論できた者は誰ひとりとしていなかったのだ。

【注3】たとえば女性ホルモンのエストロゲンの分泌は、少量なら排卵を促進し、多量だと排卵を抑制する。つまり、その作用は分量に比例せずむしろ逆に働く。

【注4】導入遺伝子の過剰発現とは、導入した遺伝子の働きが大きくなりすぎることを意味する。その遺伝子によって指示されるタンパク質を、たくさんの酵素が過剰につくってしまうことから起きる。

第3章

モンサント社と「専門家」たちの癒着

ドゥーズレ　きみたちの実験結果が発表されたとき、世界じゅうの科学者たちはみんな大興奮しただろうね。ところが、あの巨大な腫瘍ができたラットの画像がメディアで公開されて世界じゅうに広まった途端、急に風向きが変わってみんながきみに誹謗中傷を浴びせるようになった。

セラリーニ　まず、いわゆる「専門家」たちから激しくバッシングされ、それがメディアでも報道された。彼らがわたしたちの実験を批判するのは、もしGM作物やラウンドアップが健康を害すると認めてしまえば、そういうものを十分な試験もせずに販売を認めてきた当局は何だ、ということになってしまうからだ。

ドゥーズレ　バイオテクノロジー関連企業と近い関係にある一部の政治家も、ものすごく攻撃的だったよ。国民議会の議長だったベルナール・アコワイエ（国民運動連合ＵＭＰ所属）も、二〇一四年にきみを「偽造者」と呼んでいたね。こういう人間と繰り返し議論を戦わせて、ＧＭ作物と農薬の関係をわかっていない者がいかに多いかがよくわかったんじゃないか？

そういえば、きみを個人的に中傷し、攻撃し、徹底的に叩くことで、きみの主張を妨害しようとしたジャーナリストやブロガーたちもいたけど、彼らもきみと敵対している人間たちとつながっていたことが後で判明したんだよね。

セラリーニ　わたしたちの論文を『フード・アンド・ケミカル・トキシコロジー』誌から撤回させるために、大規模なロビー活動が行なわれた。当時、この科学ジャーナルは食品の毒性研究に関して世界でもっとも大きな影響力（**注1**）を持っていたが、あの論文は引用回数にして過去最多記録を達成したんだ。あの実験が世界の科学界に大きな問題を提起した証拠だと思わないかい？

ドゥーズレ　でもこのとき以来、モンサント社がこの雑誌に介入するようになったと聞いたよ。モンサント社の元重役が編集部の重要なポスト、バイオテクノロジー部門の責任者に就任したんだよね。

セラリーニ　そのとおり。ほかに、フランス国立農学研究所（ＩＮＲＡ）の定年退職者も、植物バイオテクノロジー擁護に動いている。二〇一一年、わたしがフランス植物バイオテクノロジー協会（AFBV）と、その会長のマルク・フェルスを相手に名誉毀損裁判を起こしたときの話だ。二〇〇九年、マルク・フェルスはそのINRA出身の「気が利く友人」のアドバイスにしたがって、わたしを「反GMOを掲げる戦闘的研究者」、「グリーンピースから資金援助を受けている」、「お騒がせ研究者」、「恐怖の商人」、「未来のテクノロジーを誹謗する者」などと中傷した。フランス視聴覚評議会（CSA）にも手紙を書いて、わたしの実験が合法であるかは疑わしいと述べ、テレビ局がそういう人物に発言の機会を与えたことに対する「遺憾の意」を表明している。結局、パリ軽罪裁判所はフェルスの嘘に塗り固められた主張には取り合わず、わたしに軍配を上げてくれた。

裁判の際に向こうの弁護の論拠とされたのは、国際生命科学研究機構（ILSI）がロビー活動によってかき集めた情報だ。ILSIは外見だけは取りつくろって、自らを「大学、政府、産業界の専門家たちが協力し合い、環境を保護しながら、人々の健康と幸せのための科学を提供する非営利団体」と主張している。だが、そんな表の顔に惑わされてはいけない。ILSIは一九七八年にアメリカで設立されているが、現在はモンサント社のジェリー・イェラが会長を務めており**(注2)**、コカ・コー

【注1】　ここで言う「影響力」とは、科学ジャーナルの「評判」を意味する。ほかの科学専門誌に引用される回数が多いほど「影響力が大きい」とされる。

【注2】　二〇一二年現在、フランス人のステファン・ヴィドリが会長を務めている。

ラ社、プロクター・アンド・ギャンブル（Ｐ＆Ｇ）社、ネスレ社、ダノン社、ペプシコ社、エクソンモービル社などから資金援助を受けている。ＩＬＳＩのロビー活動には、食品製造業、製薬業、化学産業、バイオテクノロジー産業、エネルギー産業のすべてが集結されているんだ。

ドゥーズレ　きみのインビボ実験の結果が発表されて丸一日も経たないうちに、ＩＮＲＡの専門家で、ＩＬＳＩのメンバーでもあるジェラール・パスカルは、この実験の何万点というデータをすべて分析し終えたと言ってのけたんだよね。そして翌日の『フィガロ』紙に「こんなものには三文の値打ちもない」と書いた（注３）。これが本当だとしたら、めちゃくちゃしごとが早い天才だよ。でもこの実験結果は、発表前に中立的な科学評価団体によって四カ月かけて査読され、正式に承認を得たものだった。

セラリーニ　ジェラール・パスカルは、わたしたちの研究についてメディアで最初に言及した人物だ。当時の『フィガロ』紙は、彼がＮＫ６０３（実験で使ったＧＭトウモロコシ）の承認の際にどういう立場にあったかを決して明かそうとしなかった。パスカルはＧＭＯを無条件に推奨する人物のひとりだが、わたしの古い知り合いでもある。わたしたちは生体分子工学委員会（ＣＧＢ）で九年にわたって同僚で、ずっと一緒に「意図的に環境放出されるＧＭＯ」の安全性審査をしていたんだ。わたしたちは二人ともＣＧＢの計十一人の科学専門家のひとりだった。一九九〇年代、パスカルは、アクセル・

カーン（注4）が委員長を務めていた頃のCGBで、前にも話したノバルティス社のGMトウモロコシ、Bt176の承認を推進した。実はパスカルの肩書きは栄養学者で、のちに退職するまで植物バイオテクノロジーの研究をしたことは一度もない。INRAの所長から指名されてCGBに入るまでは、INRAで毒性学者として働いていた。ジェラール・パスカルもアクセル・カーンと同様、遺伝子工学の専門知識を持っていると証明する論文を何ひとつ発表していないんだ。

CGBに在籍していた頃のパスカルは、ありきたりの薄っぺらいことばかり言いながら、GM作物を正しく評価するには哺乳動物を使った厳密な長期毒性試験をすべきだというわたしの主張に、あくまでも反対しつづけた。前にも言ったように、当時は長期試験も、哺乳動物を使った実験も行なわれていなかったんだ。NK603については、まるでモンサント社の意見を代弁するかのように、同社で行なわれた三カ月間の試験での毒性の兆候は取るに足りないと言い張った。二〇〇二年以降、彼はマルク・フェルス（アクセル・カーンの後任として委員長に就任）率いるCGBで、EUはNK603の販売を承認すべきだと主張しつづけていたんだ。その同じNK603を、わたしたちが哺乳

【注3】"L'étude sur les OGM fortement contestée". *Le Figaro*, 20 septembre 2012.

【注4】メディアにしょっちゅう登場するフランス国民におなじみの遺伝学者。二〇〇二年まで現存したフランスの化学・製薬会社ローヌ・プーラン社（のちにバイエル社に買収される）とつながっていた。CGBのほかにさまざまな国家機関で責任あるポストに就いていた。二〇〇九年以降、フランス植物バイオテクノロジー協会（AFBV）に資金援助をしている。

動物を使った長期毒性試験で有害だと証明したのだから、むきになって批判するのも無理はないけどね。

二〇一二年に発表されたわたしたちの実験結果をまっさきに批判したのは、長期毒性試験をすべきだという意見に反対したり取り合わなかったりしてきた者たちばかりだ。彼ら自称「専門家」は皆、この実験結果と自分たちの利害が対立するのを巧みにごまかしていた。アメリカの経済誌『フォーブス』は彼らの側に立ち、証拠もないのにわたしたちが「不正をはたらいた」と言い張った。『フード・アンド・ケミカル・トキシコロジー』誌（ＦＣＴ）は、わたしたちの論文をしっかり査読したうえで掲載していたというのに……。ＦＣＴのウエブサイト上で先陣を切ってバッシングをした科学者たちも、「利害の対立などない」と主張していた。だが、のちの調査によって(注5)、わたしたちを批判した者たち（ヘンリー・ミラー、マーク・テスター、クリス・リーバー、ブルース・チャシー、マーティナ・ニューウェル＝マクグラフリン、アンドリュー・コックバーン、ルーサー・ヴァル・ギディングス、シヴラミア・シャンサラム、ルチアア・デ・ソーザ、エリオ・バラーレ＝トマス、そしてＣＧＢ委員長のマルク・フェルス）は全員、モンサント社とつながっていたと判明している。

論文の発表から最初の一週間で寄せられた批判は、ほとんど（およそ四分の三）が植物生化学者によるものだった。二〇一二年十一月九日発行のＦＣＴ誌上で、わたしたちはこれらすべての批判に対して真摯に回答をしている。だが、このときはまだましだった。少なくとも、科学的な論拠にもとづいた議論が行なわれていたからだ。ところがその後にやってきた批判の第二波で、わたし自身を貶めようとする個人攻撃がはじまった。そうした記事はさまざまな科学ジャーナルに掲載された。残念なことに、科学界での通例では、こうした攻撃に対して反論する場は与えられない。自分たちがこれほどひどく攻撃されていると知ったのは、ネットで常に最新の科学情報を収集していたおかげなんだ。個人攻撃をしてくる者には、利害が真っ向から対立している人物が少なくなかった（もちろんそう公言する者はいない）。一方、唯一の科学的な指摘として、わたしたちが使ったスプラーグ・ドーリー（SD）系というラットは実験には不適切ではないかと問うものがあった。だが前にも話したように、このラットはむかしから毒性検査でごくふつうに使われている。

遺伝子組み換え研究ジャーナルの『トランスジェニック・リサーチ』誌には、「さまざまな意見、科学論文、疑似科学」と題された批判記事（注6）が掲載された。主要執筆者の名はヘンマ・アルホと記されていたが、実はその大半は共同執筆者のひとり、この雑誌の編集長でもある植物生化学者、

【注5】 G.-É. Seralini *et al.*, "Conflicts of interests, confidentiality and censorship in health risk assessment", *Env. Sci. Europe*, 26, 2014, p.13.

【注6】 G. Arjó, M. Portero, C. Piñol, J. Vinas, X. Matias-Guiu, T. Capell, A. Bartholomaeus, W. Parrott, P. Christou, "Plurality of opinion, scientific discourse and pseudoscience : an in depth analysis of the Seralini *et al.* study claiming that Roundup Ready corn or the herbicide Roundup cause cancer in rats", *Transgenic Res.* 22, 2013, p.255-267.

ポール・クリストウの筆によるものだ。彼はわたしたちを個人攻撃することで論文を撤回させようとした。まずはFCTの編集長に対し、わたしたちの研究結果は「科学的に要求される厳密さの最低ラインにも達していない」うえ、「その誤った結論のせいで科学界全体に損害をもたらす」と、苦情の手紙を書いた。それから二〇一二年十二月二〇日発行の『トランスジェニック・リサーチ』誌に、くだんの批判記事を掲載したんだ。そこでのわたしたちに対する誹謗中傷の数々、個人攻撃の苛烈さは、はっきり言って我慢の限界を超えている。

たとえばこんなふうだ。

「人間の代わりに動物を実験台にしたあげくの惨憺たるありさま」、「有効な仮説を立てることさえできない」、「メディアを騒がせる派手な演出」、「不正に、あるいは意図的に誤ったことを主張する」、「過激主義者の弾薬のような」、「堕落した科学」、「腹黒い、あるいは愚かしい」、「倫理に反する行為」、「規制当局の信用を失墜させようとする見え透いた策略」、「動物の不要な浪費」（と言うのと同時に「ラットのサンプル数が足りない」と述べる矛盾）……。

クリストウと共著者たちは、わたしたちが「偏見的な科学」によって「よりよい『生活の質』を目指す進歩」を妨げ、「人々の生活が悪化するよう積極的に働きかけている」と述べている。なぜ彼らがこんなことを書くのかというと、本人たちはもちろん何も言わないが、利害の対立があるからだ。

実は、クリストウは単なる科学ジャーナルの編集長ではなく、モンサント社と深いつながりがある。

彼はGM作物に関する数々の特許を出願した発明者で、そのほとんどの権利を今はモンサント社が所有している。そのうちのいくつかは植物の改変プロセスに関するもので、それはまさにラウンドアップ耐性トウモロコシに使われている技術なんだ。クリストウが十二年間研究者として在籍していたバイオベンチャー企業のアグラシータス社は、のちにモンサント社に買収されている。さらに一九九四年から二〇〇一年までは、バイオテクノロジー研究を行なうイギリスのジョン・インズ・センターに勤務していた。つまり、彼には哺乳動物を対象とした毒性学の実績はないんだ。だが、くだんの記事には「ある公立研究所に所属」していたとしか書かれていない。科学者が論文を発表する際に推奨される倫理基準にしたがえば、彼のケース（「当該製品を開発・販売する企業が所有する特許の発明者」という利害関係を隠していた）は、きちんとした科学ジャーナルであれば記事が撤回される原因になっていただろう。彼は今、スペインのリェイダ大学で教鞭をとっているが、まわりにはヨーロッパ最大級のGMトウモロコシ畑が広がっている。この作物は集約的に飼育されるブタの飼料に使われている。そういえば、この町で食品関連の講演会が行なわれたとき、きみと一緒に地元産のハムを食べたね。

ドゥーズレ　その話はまた後でしようよ。

セラリーニ　クリストウが共著とされていたアルホの記事には、ウェイン・パロットの名前もあった。

彼も、組み換えDNAを含む細胞の選別と作製の方法と道具に関する特許を所有している。

クリストウと共著者たちは、この記事で多くの過ちを犯している。根拠のない主張をしたり、データを間違って解釈したり……。記事のタイトルにさえわたしたちの実験結果に関する解釈の誤りが見受けられる。彼らの言う「疑似科学」とは、NK603がラットに「がん」を発生させたとわたしたちが結論したことを指しているのだが、実はわたしたちは「腫瘍」とは書いたが「がん」とはどこにも書いていない。

この記事の主張は冒頭からすでに間違っている。

「すべてはある記者会見からはじまった。その場に集まった記者たちは、進歩的な事実を何ひとつ確認できないことを受け入れざるをえなかった」という出だしに続いて、事実に反する数多くの見解が列挙されている。たとえば、「ラットが飲んだ水は計測されていなかった」。だが実際は、ラットの飲用水はもちろん、フードの量も、そしてラウンドアップの濃度も、実験期間中はすべてきちんと計測されている。それは論文にも明記してあるし、スペースの都合ですべてのデータを掲載していない旨も断り書きをしている。こうしたパラメータはこの手の実験における基本データにすぎないので、もっと重要なデータのほうを優先することにしただけだ。

さらにこの記事は、実験終了後に出した死亡率のデータにしか注目しないことで、意図的に事実を歪めている。この実験でもっとも注目すべきは、二年以上にわたる期間中、週二回ずつ欠かさず腫瘍の大きさを計測しつづけ、実験群と対照群のラットたちの健康状態がどのように移り変わったかを示したことだ。クリストウたちの記事は、この研究によって発見されたもっとも重要な事実にわざと触れていない。さらに何の証拠もないのに、わたしたちがラットを非人道的に扱ったとも書いている。だが実際は、動物実験に関する法的義務、倫理基準をすべて尊重している。そんなことを言われる筋合いは断じてない。

もうひとつ、言っておきたいことがある。わたしたちはこの記事が出る前に、ほとんどの科学的な批判に対する回答をすでに行なっていた。この記事が載った雑誌が発行されたのは二〇一二年十二月二〇日だが、わたしたちの回答が掲載された雑誌は二〇一二年十一月九日に発行されている。彼らはわたしたちの回答にはまったく関心がなく、ただ自分たちの偽りの主張をしたいだけなのだ。

インビボ実験の結果発表後の数カ月間、欧州議会議員に対してたくさんのロビー活動が行なわれてきた。そしてこの間に、GM作物のEUにおける販売承認手続きに関わってきた者たちが、いかにこの実験結果と利害が対立しているかが明らかになった。だがそれ以上に大きな問題は、これによってもっとも大きな影響を受けるのがわたしたちの健康だということだ。

ドゥーズレ　科学界の「システム」がこれほどいいかげんだったなんて、思いもよらなかったよ。これほどまでにメーカーから干渉されていたとはね。一部の科学者は、まるで人類のためではなく私欲のために研究をしているようだ。

確かに、激しく議論を交わすことで科学研究はより発展するかもしれない。だが問題はきみの実験が激しくバッシングされたこと以上に、世間から全面的に信頼されていた科学者たちが、人間の健康に関わる重大な問題を考慮していなかったと判明したことにある。当時のフランス政府、そしてＥＵの対応はどうだったの？

セラリーニ　フランス農業省と欧州委員会（ＥＣ）の対応は早かったよ。ＮＫ６０３の再評価をすると決めたんだ。ただし再評価を行なうのは、販売を承認したときと同じＧＭＯ規制当局だけどね。つまり、フランスとＥＵの当局だ。ＥＵの当局である欧州食品安全機関（ＥＦＳＡ）は、フランスを含むＥＵ各国の規制当局から提出された答申をまとめる役目を担っている。

ドゥーズレ　あれほどいいかげんな安全性評価を進んで承認してきた者たちが、急に態度を変えて承認を取り消すとは到底思えないな。きみたちのインビボ実験によって疑問視されるようになったのは、ＧＭＯ規制当局の専門家たちの信頼性、彼らのバイオテクノロジーや毒性学の専門家としての適性、そして何よりも彼らの誠実さだ。この件で彼らのイメージとキャリアは一気に地に落ちた。

それにしても、現在の法律では刑事責任が問われないからといって、これほどひどいことができるとはね。政治家も政治家だ、国民の健康が危険にさらされかねないというのにまるで関心を示さず、何も考えずに専門家の答申を受け入れている。専門家と政治家は本当に能天気コンビだよ。

セラリーニ　専門家にはもっと重大な責任を問うべきだ。元弁護士で欧州議会議員のコリーヌ・ルパージュも、法律レベルで状況を変えようと奮闘している(注7)。一九八〇年代の薬害エイズ事件の経験から、「責任はあるが有罪ではない」ということばがいかに空疎であるか、誰もが十分にわかっているはずだ。科学知識がない閣僚にとっての「デウス・エクス・マキナ」(救いの神)は、技術顧問だ。技術顧問は、GMO安全性評価の専門家を選抜し、専門家会議を開催し、そこで検討された内容を閣僚に報告して、新しいGMOの販売を承認するよう答申する。最終的に決定するのは閣僚なので、専門家の責任は問われない。このシステムがいかに危険か、何かがあってからようやくわかるのだろう。薬害エイズでそうだったように、裁判が起きても閣僚は有罪にはならない。閣僚には、GMOの毒性の科学的根拠を理解する知識がないからだ。結局、科学知識を持っているのは専門家たちだけなので、たとえ立場は「諮問機関」にすぎなくても、その意見は重要視され、閣僚の最終決定を大きく左右する。結局、問題が起きても誰も責任を負わない。実に馬鹿げたシステムだ。政府の閣僚もECの委員

【注7】　コリーヌ・ルパージュの著書を参照：*"La Vérité sur les OGM, c'est notre affaire !"*; Charles-Léopold Mayer, 2012.

長も、国際経済の交渉において自らの主張に根拠を与えるために専門家の意見を必要としているのに、専門家は自らの意見に責任を負わずに済んでいる。

一九九六年、アクセル・カーンがまだ科学者として活動をしていて、生体分子工学委員会（ＣＧＢ）の委員長だった頃だ。彼は、抗生物質耐性遺伝子を含むノバルティス社のＢｔ１７６（ＧＭトウモロコシ）に毒性のリスクはないと断言した。みんながそのことばを信用し、それからあれよあれよという間に翌年にはＥＵで販売が承認された（承認前に行なわれた試験の詳細はP.76を参照）。この件は科学界や医学界で激しい反発を引き起こしたが、Ｂｔ１７６はその後もしばらくはＥＵで流通しつづけた。フランス環境相だったコリーヌ・ルパージュは、期間限定でフランス国内での販売を禁止する「モラトリアム」措置を発動したが（ただし、環境省の管轄なので人間の健康ではなく、環境に放出されるリスクを考慮したものだった）、本当の意味で決着がついたのは、二〇〇〇年八月、ノバルティス社が自らこの作物の種子を欧州市場から完全撤退させたときだった。たとえＢｔ１７６の種子がフランス国内で販売されていなくても、この作物を輸入して消費するのは許可されていたので、禁止措置に反対するトウモロコシ農家によって栽培がつづけられていたからだ。

ドゥーズレ　やっぱりこの販売承認プロセスには大きな欠陥があるよ。問題が起きたときに、いったい誰に罪があるのかさっぱりわからない。ぼくたちのようなふつうの人間にとって、専門家同士が話している内容は難しくて近寄りがたい。それに、企業秘密という名目で専門家会議はいつも非公開で行なわれている。こうしてぼくたちは、知らないうちにこうした製品に含まれる有害物質を摂取させられて、腫瘍やがんに冒されてさめざめと泣くしかないんだ……。

セラリーニ　何十億という人たちに消費したり利用したりしてもらいたい製品なら、ほんの少しでも非難されるような不安要素を残してはいけない。

ドゥーズレ　秘密主義はもっといけない。種苗メーカーがラットの血液検査や尿検査の報告書に「機密文書」のハンコを押して提出するのを、どうして政府は平気で許しているんだろう？　毒性がある事実をみんなに知られたくないのでは、と疑ってみたりはしないのだろうか？

インビボ実験が発表された翌日の話に戻るけど、あの日はまるでみんなで示し合わせたかのように、ジェラール・パスカルの発言が世界じゅうで何度も引用されていたね。こうしたスピーディーで、統一感があって、過激な反応は、さまざまな見解があるはずの科学界のものというより、共通の利益をみんなで守ろうとする「派閥」のもののように思われる。ふつうはもっと生産的で健全な論争になると思うんだ。

セラリーニ　二〇〇七年もこういう感じだったよ。前にも話したけど、モンサント社による三カ月間のGMトウモロコシの試験のデータを分析して「毒性の兆候が見受けられる」と、わたしたちが発表したときだ。まさに、種苗メーカーの利益を守ろうとするロビー活動の典型的な反応だね。

ドゥーズレ　結局のところ、こうしたすべては小さな世界の出来事だ。登場人物はいつも同じ。専門分野が異なる科学者たちがどうしてこぞってきみたちの実験結果に反対するのか、おかしいと思わないはずはないんだけどね。関わっているのはいつも一定の人たちで、それぞれが個人的に関わりがあったり、種苗メーカーや化学メーカーとつながっていたりする。実験結果が出た途端にきみを中傷しはじめた人たちは、くだんのGM作物がEUで承認されたときに関わっていたメンバーなんだろう？結果発表の直後に公開された「連名書簡」がその証拠だ。差出人二十六人のほとんどが科学者で、フランス植物バイオテクノロジー協会（AFBV）会長のマルク・フェルスもそのひとり。そういえば、ジャーナリストのバンジャマン・スリスは、ネット新聞の『Rue89』で彼を「同国人の誹謗中傷者」と呼んでいたっけ（注8）。ヘンマ・アルホらによる批判記事と同様に、この「連名書簡」にもモンサント社の圧力が感じられる。差出人二十六人のうちの何人かは、『フード・アンド・ケミカル・トキシコロジー』誌（FCT）にも論文の撤回を求める手紙を書いていたよね？　その撤回要求の理由は案の定、ラットの系統が悪い、サンプル数が足りない、もともと腫瘍ができやすいラットだった……という言いがかりめいたものだった。こういうやり方は倫理的に間違っていると思う。利害が対立しているからなのだろうな、と思わざるをえない。

セラリーニ　そう、全員で共謀しているのは明らかだ。時間を遡ってみよう。一九九七年二月、EUではじめてGMトウモロコシを承認させようとした（ラットを使った試験を行なわずに）アクセル・カーンの答申を当時の環境相のコリーヌ・ルパージュが無視したことから、カーンはCGB委員長を辞任した**（注9）**。その後を引き継いだのがマルク・フェルスだ。そしてフェルスを推薦した「専門家」のひとりに、あのジェラール・パスカルがいる。CGBの古参メンバーであるフランシーヌ・カッス

（長期毒性試験は不要だとしたひとり）、イヴ・シュポー、イヴェット・ダッテ、ルイ＝マリー・ウドビーヌ、フィリップ・ジュドリエ（AFSSA所属）**（注10）**らもフェルスを推薦しており、彼らは二〇〇九年に一緒にAFBVを立ち上げている。そしてこのAFBVは、アクセル・カーン、そしてGMタバコの発明者であるマーク・ファン・モンタギューから資金援助を受けている。

【注8】　"OGM, la guerre secrète pour décrédibiliser l'étude Seralini", *Rue89*.fr, publié le 12 novembre 2012.

【注9】　詳しい経緯は次のURLを参照：http://www.senat.fr/rap/r97-440/r97-44053.html. 本書のP.76にも関連事項の記載がある。

【注10】　フランス食品衛生安全庁（フランス食品環境労働衛生安全庁（ANSES）の前身）。主に食品と食品添加物の安全性を評価する役割を担う。

ＡＦＢＶは、二〇一二年十月十九日に発表された「全アカデミーによる名誉回復のための公式声明」(注11)、つまりさっききみが話した「連名書簡」を全面的に支持し、わたしたち研究チームの科学者としての能力を疑問視している。バンジャマン・スリスの調査によると、マルク・フェルスをはじめとする共同署名者の多くは、ＧＭＯを推進する「アグリカルチュラル・バイオテクノロジー・ワールド」(通称アグバイオワールド)ともつながっていたらしい。この団体のリーダーは植物遺伝学者のＣ・Ｓ・プラカシュだ。アメリカ農務省の諮問機関の専門家のひとりで、「ＧＭＯのおかげで作物の収量は倍増し、世界の飢餓問題が解決されるだろう」(注12)という彼の発言はモンサント社によってしばしば引用されている。プラカシュは、わたしたちの実験の「元データの公開」(つまり、ラット一匹ずつの数値を記録した細かいデータのすべて)を求める請願書を出しているが、モンサント社でさえこういう実験データを提出したことは一度もないんだ。ほかの請願書や署名運動などもすべて同じ人物たちによるものだが、いずれもわたし個人の名誉を傷つけ、信頼を失墜させるのを目的にしている。一方、アグバイオワールドによるモンサント社支援のための請願書は、メキシコのトウモロコシの原種がＧＭＯに汚染されていることを発見した科学者、イグナチオ・チャペラによって抗議されている。わたしたちも、こうしたロビー活動で嘘をばらまかれるのを阻止するために、しばしば名誉毀損で訴訟を起こさざるをえない状況だ。

ドゥーズレ　バンジャマン・スリスが書いた『Ｒｕｅ８９』の記事によると、こうしたロビー活動ではメディアやネットの情報操作(注13)も行なわれていて、そのためにわざわざインターネット情報サービス会社に改ざんを依頼することもあるらしい(注14)。ウエブサイトの調査と構築を行なうバイビングズ社が、モンサント社のＰＲを代行しているのは有名な話だ。ジャーナリストのジョン・エンタインは、ウィキペディアの「セラリーニ事件」という項目を匿名で勝手に書き変えている。さらにバイビングズ社は、モンサント社の製品の問題点を指摘した研究者の評判を貶めるために、科学者団体を装って偽の記事を書くこともあるという。誰もが知っている雑誌や新聞にもそうした記事が掲載されていて、たとえばバイビングズ社の元幹部のジェイ・バーンは、『フォーブス』誌上できみの研究を「インチキ」呼ばわりしている……そういえば、この話は前にきみもしていたね(本書P.96参照)。ジェイ・バーンは一九九七年から二〇〇一年までモンサント社でＰＲを担当していたんだ。実際、『フォー

【注11】農業、科学、医学など複数のフランス国立アカデミーの会員数名が、「全アカデミー」の名の下で発表した声明。ただし、実際はアカデミーによって公認されていなかったことがのちに判明している。発表後すぐに英訳され(非常に例外的なケースだ)、アメリカ・カリフォルニア州でのＧＭＯ表示義務の採決に対する反対表明として使われた。その冒頭で、セラリーニの研究チームの実験について触れられている。その後、フランス科学アカデミーに所属する統計学者で大学教授のポール・デューヴェルによって、この声明の内容の真偽と有効性が疑問視されている。

【注12】www.agbioworld.org.

【注13】同一人物あるいは同一団体が、さまざまな偽名を使って、さまざまなウエブサイトで同じような情報を拡散すること。

【注14】Benjamin Sourice, *Plaidoyer pour un contre-lobbying citoyen*, Charles-Léopold Mayer, 2014.

ブス』誌にもそう書かれていたらしいよ（注15）。

セラリーニ　わたしたちの実験結果に対して「偏った」反応を示した科学者はほかにもいる。アメリカのタバコメーカーを相手どった訴訟事件で「ニコチンはがんの発生要因ではない」と主張した科学者、ヘンリー・ミラー（注16）もそのひとりだ。アメリカ食品医薬品局（FDA）によるGMOの安全性評価の簡略化（注17）を、最初に推し進めた人物でもある。そのミラーの署名入りの、わたしの研究とわたし自身を非難する記事がフランスの新聞『ル・モンド』紙に送られてきたらしいのだが、結局掲載はされなかった（注18）。どうやらその記事を実際に書いたフランス人が、わたしたちが研究したラウンドアップ耐性GMトウモロコシ（NK603）と、Btグループの殺虫性GMトウモロコシ（MON810）を取り違えていたらしいんだ。

ドゥーズレ　こういう科学者が、実験のときにどれほど「科学的な厳密さ」を示してくれるのか見てみたいものだよ。

「専門家」たちの話はまた後でするとして、その前に、メーカーから提出されるGMOの承認申請プロセスについて詳しく教えてもらえるかな?

セラリーニ　EU圏内で研究のためにGMOを野外栽培するには、必ずその国の政府の承認が必要だ。承認申請の手順は国によって異なる。その国のGMO規制当局（現在のフランスならバイオテクノロジー高等評議会（HCB）**(注19)**）の答申にしたがって、関係省庁によって可否が最終決定される。一方、EU圏内でGMOを販売するための承認申請は、ヨーロッパの規制当局である欧州食品安全機関（EFSA）によって審査され、その答申にもとづいて欧州委員会（EC）が最終決定を下す。オーストラリア・ニュージーランド食品基準機関（FSANZ）、FDAも、EFSAとほぼ同じ役割を果たしている。いずれかの規制当局で承認された申請は、たいていはほかの地域の規制当局でも問題なく承認される。

わたしは、フランスのかつての規制当局である生体分子工学委員会（CGB）での経験、そしてWTO**(注20)**でEU各国のモラトリアム（期間限定のGMO販売禁止措置）に応じてメーカーの書類を再評価してきた経験から、こうしたGMO規制当局がどのように機能しているかをよく知ってい

【注15】 Benjamin Sourice, *Rue89*.fr, 12 novembre 2012.

【注16】 Stépahne Foucart, *La Fabrique du mensonge*, Denoël, 2013.

【注17】 「実質的同等性」と呼ばれる概念にもとづく安全性評価のこと。GM作物の化学構造（栄養素、無機物など）が既存作物と同等であると判断されれば、その植物が毒性物質を分泌するかどうかをサンプル検査をするだけでよいとされる。

【注18】 Stépahne Foucart, *La Fabrique du mensonge*, Denoël, 2013.

【注19】 二〇〇八年に、生体分子工学委員会（CGB）の後継機関として設置された。

【注20】 世界貿易機関。

る。そして、もっと科学的に信頼できる毒性試験をするべきだというわたしの提案（あるいはEU圏内の別の専門家による同様の提案）に対して、彼らがどういう対応をしてきたかも覚えている。承認申請中の種苗メーカーは、その国の関係省庁から少しでも追加試験を要求されようものなら、ものすごい剣幕で抗議をする。「そんな試験は科学的に間違っている。ほかの国（たとえばアメリカ）の規制当局はそんな試験は有効ではないと言っていた」などと言い張る。そして「そうやって追加試験を要求して、製品の販売時期をわざと遅らせようとしているのだろう。保護主義政策だ！」と批判をする。結局、たいていの政府はこうした根拠のない主張にあっさりと屈してしまう。いったいどうしてか。考えてみてほしい、その追加試験が科学的に正しいかどうかを判断するのはいったい誰か？　そう、すでに長期試験を求めずにその製品を承認している、ロビー活動に侵されたGMO規制当局だ。もしここで追加試験の必要性を認めたら、自分たちの過去の審査に不備があったと白状しているようなものだ。

こうした事情から、GMOの承認基準は常に最低レベルに維持されている。たとえば、六種類もの殺虫性をあわせ持つGM作物（前にも話したように、異なる形質を持つ複数のGM作物を伝統的な育種法で掛け合わせてつくられる）でさえ、栄養成分試験も毒性試験も一度も行なわれることなく承認されている。

わたしたちの実験結果が発表された後、各地域の規制当局は今後の対策について一緒に話し合ったらしい（当事者たちは否定するだろうが）（注21）。結局、非常に不誠実なことに、世界じゅうの規制当局は「たまたま」メーカーと同じ見解になった（つまり、長期の毒性試験は必要ないと結論した）と装っている。今さら長期試験が必要とされて、自分たちの立場が危うくなるのを恐れているのだ。なんといっても、これまでは長期試験など一切行なわずに、ＧＭ作物や農薬の販売をどんどん承認してきたのだから。二〇一一年に販売が承認された十一種類のＧＭ作物の書類をわたしたちが調べたところ（注22）、全体の九パーセントで肝臓と腎臓に副作用が見られた。メーカーもそれについては認めているが、すべて基準値内で重大なリスクではないとしている。だがこれらはいずれも一、二種類の形質しか持たないＧＭ作物の話だ。六種類もの殺虫性や除草剤耐性をあわせ持つスタック品種ならどんなことになるかわかったものではない。

ＧＭ作物の販売承認申請には、いずれの地域でもほぼ同様の書類が要求される。まず、遺伝子が導入される植物の生理学的情報。交配したり、環境に拡散したりしてもリスクがないと証明されなくてはならない。次に、導入される遺伝子の塩基配列情報（これは機密情報とされる）。そして最後に、申請対象のＧＭ作物が非病原性であると証明するデータ。ところが、そのための厳密な長期実験は行なわれていない。ニワトリにＧＭ作物を含む飼料を四十日間与えて、異常がないかどうかを調べれば

【注21】　情報源は以下のとおり。Emmanuelle Sautot, *Lyon capitale*, 3 décembre 2012.
【注22】　G.-É. Seralini *et al.*, *Env., Sci. Eur.*, 23, 201, p.10-20.

よいだけだ。だが、人間を含む哺乳動物に対するリスクの有無を評価するのに、鳥類の実験しかしないのは決して適切とは言えない。

販売承認申請書類に不備があるのは、規制当局の「専門家」たちのせいだ。彼らはたいていバイオテクノロジー企業の顧問も務めている。前にも話したアグバイオワールドやフランス植物バイオテクノロジー協会（ＡＦＢＶ）のメンバーがその筆頭だ。メーカーによって規制当局に提出される書類の内容を決めるのも、経済協力開発機構（ＯＥＣＤ）や世界貿易機関（ＷＴＯ）の食品安全衛生の国際ガイドラインの草案をつくるのも、この小さな世界の登場人物たちだ。こうしたルールは、たとえば中国やアフリカも含む世界じゅうで適用される。もちろん、安全性試験もこのガイドラインにしたがって行なわれる。このガイドラインは、一見すると細かい要求が課せられているように見えるが、ＧＭＯに関するルールと同様にかなりアバウトな部分が多い。彼らは、自分たちの希望どおりに制定されて、これまで維持されてきたガイドラインを、今後も守りつづけようと躍起になっている。「メーカーに課しているルールが国や地域ごとに変わると煩雑になる」と言い訳をして、一向にアップデートをしようとしない。だが、毒性学の研究は日進月歩なので、一刻も早く新しい審査体制に改正する必要がある。もちろん、すでに承認されている農薬やＧＭ作物も再評価されなくてはならない。なぜなら、一九九〇年から二〇一四年の間に生産され、販売を承認されたＧＭ作物は、世界じゅうのどの国、どの規制当局においても、哺乳動物を使った長期試験（三カ月以上の）が一切行なわれていないからだ。

確かにモンサント社は過去に一度、傘下の研究所に依頼して三カ月の試験を行なっている。だがそれは、わたしたちが評価の不備を繰り返し訴えたことで抗議活動が活発化し、世論に押されてやむをえず行なったにすぎない。

ドゥーズレ　一般市民や職人に対する安全基準はどんどん厳しくなっているのにね。一般家庭にも火災報知器を設置しろ、チーズをつくるならクリーンルームを設置しろ、料理をつくるならまな板の素材を変えろ、など……。その一方で、大企業の利害が関わってくると途端にアバウトになるんだ。

セラリーニ　もともと医学は、合成化学物質による汚染ではなく、細菌による感染を防ぐための学問だからね。それにしても、多国籍企業はあまりにもＯＥＣＤやＷＴＯの政策決定機関に接近しすぎている。こうした機関の規制策定には科学者や企業家も参加しており、大企業は国際機関の政策によって手厚く保護されている。確かにこうした企業は、輸出を増やしたり雇用を創出したりして国の経済発展に大きく貢献しているかもしれない。だがそれは、長期的リスクを「外部不経済」（注23）化してなおざりにすることで成り立っているんだ。

【注23】　市場を通じた経済活動の外側で発生する不利益が、第三者に悪い影響を与えること。公害、騒音などもその一例。

ドゥーズレ　バイオテクノロジー産業と食品製造業は、確かに経済発展に役立っているかもしれないけれど、そのぶんかなりの金食い虫だ。バイオテクノロジー企業は助成金制度の恩恵をたっぷり受けているし、食品製造業はＥＵの予算の大部分を占める共通農業政策（ＣＡＰ）（注24）によって支援されている。現在、ＥＵでＧＭトウモロコシを栽培しているのはほとんどスペインだけで、ケージ飼育されているブタでさえこの作物を食べたがらないと言われている（注25）。それでも栽培するのはお金になるからだ。いったいスペインのＧＭトウモロコシは、南米で先住民族が主食にしているカラフルでおいしいトウモロコシの原種と比べて、実際のコストはどのくらい高いんだろう？　メーカーがＧＭ作物の長期試験をしたがらないのは、早く販売が承認されればそのぶん早く助成金にありつけるからだろうけど、長期試験にかかるコストのせいで製品の原価が上がるのを避けたいからでもあるんだろう？　だからこそ、「うちのＧＭ作物は従来の作物と同等で、まったく同じ用途で使えるので、長期試験をする必要はない」と訴えるんだ。あげくの果てに、「ＧＭ作物は従来の作物と同じなので、ラベル表示も不要だ」とさえ主張している（注26）。もし消費者がこれにまったく疑問を感じないなら、メーカーにとってこれほど都合のよいことはない。第一、規制当局と科学者が発している特殊な「オーラ」と、彼らの「わたしたちにすべてまかせたまえ、善良な人々よ」と言わんばかりの態度に、消費者はずっと騙されてきたんだ。それに、承認申請書類はけっこう込み入った内容なので、ふつうの人は細かく調べようとは思わない。だが、そういう細部に不正が隠れているとそろそろみんなが気づきはじめている。

ぼくの理解が正しければ、ＧＭ作物の販売申請承認をする規制当局のシステムはこうだ。まず、メーカーから承認申請書類が提出されたら、とりあえずかたっぱしから承認する。たとえ論駁しようとする科学的な証拠（今回のきみのインビボ実験のように）が上がっても構わない。その証拠が正しいかどうかを判断するのはどうせ自分たちだけなのだから……。これでは、たとえばＧＭ作物の特許所有者（あるいは、ロビー活動によってその技術の直接的または間接的な恩恵を受ける者）が、同時に承認申請書類の提出者であり、またその書類を審査する当局の「専門家」でもあり、さらにはその審査に対する異議の正否を判断する立場でもある、ということだってありうるわけだ。こんなシステムに公明正大さなど求められるはずがないよ。

【注24】ＥＵにおけるもっとも古い共通政策のひとつで、近年までもっとも多くの予算を割り当てられていた（ＥＵの全予算の三五パーセント。農村開発予算を含めれば四五パーセント）。二〇一四年度から二〇二〇年度までの期間で一兆ユーロ近い金額が計上されている。

【注25】食用作物の生産量は、実際の需要に対してではなく、農業従事者に補助金が支給されるかどうかによって変動する。生産しても供給先が見つからない場合、廃棄されたり焼却されたりすることもある。

【注26】二〇二一年現在、ＥＵではＧＭ作物を使用したすべての食品のすべての原材料に表示義務がある（ただし〇・九パーセント以下の混入は免除）。日本で表示義務があるのは、八作物三十三食品で、材料表の上位三位までで重量比五パーセント以上の品目のみ。たとえば、醤油、食用油、甘味料などの食品、材料表の四位以下または五パーセント未満の品目（たとえば、大豆レシチン、コーンスターチなど）は免除される。

セラリーニ きみの話に少しだけ補足しよう。通常、もし「専門家」に利害関係があればその旨を申告すべきだとされている。しかしだからといって、その人物が規制当局から除名されるわけではない。事実関係が調査されるわけでもない。これは、わたし自身が生体分子工学委員会（CGB）にいた九年間で実際に見てきたことだ。現在流通しているGM作物のほとんどが、その期間に世界じゅうで承認されている。それに、仮に利害関係があるからと本人が辞任したり審査を辞退したりしても、ほかのメンバーが同僚のために喜んでそのGM作物を承認するだろう。わたしも実際にそういう現場を見たことがある。いや、それはまだマシなほうでもっとひどい例もある。

二〇〇三年から二〇一二年まで、欧州食品安全機関（EFSA）のGMO評価委員長を務めたハリー・カイパーは、巨額の助成金を受けとってメーカーに都合のよい評価規定を作成した。哺乳動物を使った試験は不要だとしたんだ。こうしたいいかげんな規定は、カイパーの任期が終了するまでずっと有効だった。いや、彼が国際生命科学研究機構（ILSI）とつながっていて、モンサント社の「タスクフォース」（モンサント社が求める規定をつくる任務を秘密裏に負ったチーム）（注27）に関わっていると判明してからも、なぜかしばらくそのままだった。

カイパーの任務を補佐していたのは、同じくEFSAのGMO評価委員会で執行調整役を務めたスージー・レンケンズだ。GMタバコの発明者（注28）であるマーク・ファン・モンタギューの元教え子でもある（前にも話したように、モンタギューはフランス植物バイオテクノロジー協会（AFB

V）の出資者だ。彼の名前は、タバコの重要な生産国であるキューバではよく知られている）（注29）。二〇〇八年、レンケンズはEFSAから退いたが、わたしたちがモンサント社のNK603トウモロコシの実験データを再評価した後、評価の不正に関わった疑いで欧州議会から提訴されている。当時、わたしたちが裁判所から入手したモンサント社のデータを、彼女はEFSAの代理だと言って見せるように要求してきた。彼女が持っているはずはなかったからね。そのデータとは当然、NK603に毒性の兆候が見られたときのものだ。レンケンズはEFSAを辞めた後、あっさりとシンジェンタ社（注30）のロビイストにおさまった。知ってのとおり、シンジェンタ社はモンサント社に並ぶ世界的な農薬・種苗メーカーだ。二〇一一年、欧州オンブズマンは彼女に対する不服申し立ての調査を行な

【注27】Claire Robinson *et al.*, "Conflicts of interests at the EFSA erode public confidence". *J. Epidemiol. Community Health*, 2013.

【注28】GMタバコは、タバコ産業界の後押しによって、植物のうちでもっとも早く作製され（一九八三年）、もっとも早く商品化された（一九九四年）。

【注29】二〇一一年十一月二十八日、首都ハバナにて、キューバ情報局によって提供された情報：二〇一一年、ハバナで開催された国際バイオテクノロジー会議で、組織委員長のカルロス・ボロトは「キューバは、GMO関連の特許を百五十件近く所有し、発展途上国でもっともバイオテクノロジー産業が発達した国である」と宣言している。闇議副議長を務めるホセ・ラモン・フェルナンデス、科学・技術・環境相のホセ・ミヤルも開会式に参加した。この三人は、この会議の名誉委員長として、イギリス人ノーベル医学賞受賞者のリチャード・ロバーツと共に、植物分子生物学の先駆者であるマーク・ファン・モンタギューを招待している。http://cubasfranceprovence.over-blog.com/.

【注30】スイスの大手農薬・種苗メーカー。二〇一六年に中国化工集団（ケムチャイナ）に買収された。Claire Robinson *et al.*, "Conflicts of interests at the EFSA erode public confidence". *J. Epidemiol. Community Health*, 2013.

い、これを承認している。かつてはＧＭ作物を「審査する側」にいた人間が、利害が真っ向から対立する「審査される側」に回ったというのに、彼女はＥＦＳＡの機密情報を漏洩しないという契約を交わしていなかったからね。

一方、二〇〇八年から二〇一二年までＥＦＳＡ運営理事会の会長だったディアナ・バナティは、やはり利害が対立しているのを隠してＩＬＳＩの理事をひそかに兼任していた（注31）。その事実が発覚していずれかの職を諦めざるをえなくなったとき、ＥＦＳＡの会長でありつづけることを選んだ彼女はＩＬＳＩの理事を退く決意をした。ところが、彼女がＩＬＳＩでロビー活動をしていたことが発覚して大問題になったんだ。とうとうＥＦＳＡ会長辞任に追いこまれると、今度は何事もなかったかのようにＩＬＳＩの執行役員の座に返り咲いた。このようにして、特定分野の専門知識を持つ者が公的機関と民間企業の間を行ったり来たりする行為を「リボルビングドア（回転ドア）」と言う。さらに二〇一三年七月、新たにＥＦＳＡ運営理事会会長に就任したカトリーヌ・ジェスラン＝ラネエルも、メーカーを優遇しているとして欧州議会とメディアから激しくバッシングされている。その後、彼女はフランス農業省の農業・食品・国土政策事務局長に就任した。

ドゥーズレ　フランス農業省のそのポストにいれば、自らの専門知識を生かして、販売承認手続きという歯車の潤滑油になれるね。やろうと思えば、すべての申請がスムーズに承認されるようサポートできるだろう。ＥＦＳＡの「科学パネル」の専門家を指名したり、推薦したり、支援したりする重要な立場には、彼女のようにメーカー寄りの人間が就いていることが多いと聞いた。「科学パネル」は、ＧＭＯはもちろん、農薬、食品添加物、新しい原材料など、食品関連のあらゆるリスクを評価しているから、責任は重大だ。イギリスのＮＰＯ「ＧＭウォッチ」のメールマガジンの編集者、クレア・ロビンソンによると、ドイツの化学メーカー、ＢＡＳＦが開発したＧＭジャガイモの販売を承認した「科学パネル」の専門家たちは、二十一人中十二人が経済協力開発機構（ＯＥＣＤ）のガイドラインによる「利害が対立する関係」にあったらしい（注32）。ちなみにこのＧＭジャガイモ（デンプンが改変されている）は、紙製品と養豚用の飼料に使われているそうだ。

セラリーニ　利害が対立する人間が安全性評価に携わるから、おかしなことが起こるんだ。抗生物質耐性遺伝子を含むＧＭジャガイモが、家畜飼料用としてＥＵで販売が承認されたのは、やはり抗生物質耐性遺伝子を含むＧＭトウモロコシ、Ｂｔ１７６が大きな問題を起こしてからわずか十年後だ。Ｇ

【注31】この事実は、反ＧＭＯ活動家で現在は欧州議会議員のジョゼ・ボヴェと、フランスの政党「ヨーロッパ・エコロジー＝緑の党」によって、二〇一〇年に暴露された。これを知った多くの欧州議会議員は激しい怒りを露わにした。

【注32】Claire Robinson *et al.*, "Conflicts of interests at the EFSA erode public confidence". *J. Epidemiol. Community Health*, 2013.

Mジャガイモの承認申請書類によると、ラットを性別に五匹ずつに分けて、GMジャガイモを食べさせた実験群と、非GMジャガイモを食べさせた対照群、そしてジャガイモをまったく食べさせなかった別の対照群で試験を行なっている。すると、実験群のラットにだけ、わずか三カ月で甲状腺に結節（しこり）ができたり、血液検査に異常値が出たりしていたんだ。EFSAの二〇〇六年度の報告書によると、ハリー・カイパーが委員長を務めていた頃のGMO評価委員会が「この試験結果ではリスクがあると推測するには不十分」と判断している。ところが、「不十分」と言っておきながら、メーカーに追加試験を要求してもいない。ラットのサンプル数についても、委員会の専門家たちは「このGMOに食品としての安全性があると結論するには十分な数」とみなしたという。わたしたちの実験では一〇匹でも「不十分」だったのに、この試験では五匹で「十分」なのだそうだ。こんな評価に対してILSIとAFBVも異議を唱えるどころか、両手を挙げて賛同している。まったく「健康を守る団体」が聞いてあきれるよ。

ドゥーズレ　GM作物の安全性評価システムは、安全基準の制定から新製品の販売承認まで、すべてがメーカーにとって有利に進むようになっているシステムなんだね。あまりに多くの利害が関わっているから、このシステムを解体するのは無理なのではないかと悲観的な気持ちにさせられるよ。だって、こうして不正が明らかになっても、一旦承認された製品の販売承認を取り消すことさえできないんだから。

GM作物の販売承認プロセスに、利害関係が対立する「専門家」が関わっていることはよくわかったよ。じゃあ、話をきみのインビボ実験に戻そうか。きみたちの実験をバッシングしたり、根も葉もない非難をしたりしたことで、「専門家」たちは直接的あるいは間接的に表舞台に出て来ざるをえなくなった。そしてモンサント社は大胆にも、『フード・アンド・ケミカル・トキシコロジー』誌（FCT）の編集にも介入するようになった。モンサント社の元研究者で、かつては同社の毒性試験の責任者だったリチャード・グッドマンを、FCTの編集責任者に就任させたんだったね。グッドマンはILSIに所属するロビイストであり、モンサント社とは今でもつながりがある。この介入は、きみの研究が発表された数週間後、FCTに苦情が集まった直後に行なわれている（注33）。これをきっかけに、一年後にきみの研究結果が撤回されたんだよね。この事件について話をしてくれる？

セラリーニ　二〇一三年十一月二十五日、インビボ実験の結果がFCTに掲載されて一年と四カ月後、ショッキングなメールを受けとった。差出人はFCTの編集長で、研究論文の掲載を撤回したいと言う。だが、この研究は掲載前に厳しい査読が行なわれており、何の不正も誤りもなく、データ分析の

【注33】 Claire Robinson, GMwatch.org, 4 décembre 2013.

改ざんもないと、編集長自身も認めていたはずだ。発表から一年以上も経つのに、今さらこの研究をはじめからなかったことにするだなんて、どう考えても納得がいかない。GMOのリスクを証明するためにこの論文が別の場所で参照されたり引用されたりしていても、すべて無効化されてしまう。まるでチョークで書かれた歴史が黒板消しで消されてしまうかのようだ。

いったいどうしてこんなことになったのか？　編集長の言い分はモンサント社の主張とまったく同じだった。「この実験に使われたラットの系統（スプラーグ・ドーリー系）は、何もしなくても自然に多くのがんができるので、この実験で腫瘍ができた原因が長期にわたってフードを与えたせいかどうかはわからない」と言うんだ。だが、過去に行なわれた二十五万件以上の毒性試験でも、同じスプラーグ・ドーリー系のラットが使われている。モンサント社が「当社のGMトウモロコシには毒性がない」と結論した例の三カ月の試験（この研究論文もFCTに掲載された）でも、スプラーグ・ドーリー系のラットが使われていたんだ。よくもまあ、これほど矛盾したことを平気な顔をして言えるものだ。彼らが主張する内容については後で詳しく話をしよう。

「偶然」にも、リチャード・グッドマンがFCTのバイオテクノロジー関連の編集責任者に就任してからというもの、GMOの毒性を証明する論文は一切掲載されなくなった。ブラジルのメッゾモ博士の研究チームによるBtトウモロコシの毒性試験も掲載を却下された。二度と研究ができなくなるのを恐れて、泣く泣く発表を断念したチームもある。わたしが知る限りでも同じようなケースはほかにいくらもある。

ドゥーズレ　ＧＭＯ推進派のロビイストたちは、ＧＭ作物の安全性を否定する人間は何がなんでも全員つぶすつもりなんだろうね。そのためには、たとえ世界的な科学ジャーナルの信頼を失墜させてもかまわないんだ。自分たちの利益に影響を与えかねないとわかれば、科学的に厳密なやり方で行なわれた研究でも平気で闇に葬る。特定の立場に偏らない中立的な科学研究でさえできなくさせられる。

セラリーニ　しかも最新の調査によると（注34）、「科学ジャーナルで研究論文を発表した研究者がバイオテクノロジー企業と提携している場合、その結果はその企業にとって有利なものになる」という相関関係が認められている（ただし当人はその提携関係を決して公表しない）。この調査結果がすべてを証明していると思わないか？

ドゥーズレ　生命科学ジャーナル『ザ・サイエンティスト』（注35）の編集長、ボブ・グラントによると、世界最大規模の科学系出版社であるエルゼビア社（ＦＣＴの出版元）は、少なくとも二〇〇〇年から

【注34】 Diels *et al.*, *Food Policy*, 36, 2011, p.197-203.
【注35】 二〇〇九年五月七日発行。

二〇〇五年までの間、製薬会社のメルク社から資金援助を受けていたらしい。

医薬品関連のさまざまな事件を思いだすよ。製薬会社のセルヴィエ社が糖尿病治療薬のメディアトールの有害性を知りながら三十年にわたって販売しつづけた事件、効果がなくて使い道のない新型インフルエンザワクチンをフランス政府が大量に購入した事件、B型肝炎ワクチンと多発性硬化症の因果関係にまつわる議論、大々的な宣伝をして売りだされた第三世代低容量ピルの重篤な副作用が後になって判明した事件……。こうしたことが重なったために、医薬品の承認審査プロセスには欠陥や不正があるらしいと世間の人たちもすでに気づいている。ところが、人間と動物のための食品の販売承認申請も同じ状況であるとはまだあまり知られていない。実際は、製薬業より食品製造業のほうがずっと規模が大きくて収益性も高いのにね。

セラリーニ　こうして科学界の倫理観の欠如を間近に見ていると、特定の立場に偏らずに、純粋に人々の健康と安全を守るために科学研究をするのは可能なのかと、考えさせられることがよくあるよ。

そのためには、すぐにでも改善しなくてはならない点が少なくとも三つある。ひとつは、すべての食品、化学製品、医薬品について、健康と環境への影響に関する情報を包み隠さず公開すること。二つ目は、メーカーの試験結果や規制当局の判断を第三者が再評価する仕組みをつくること。三つ目は、人間や動物によって長期間摂取される製品については、販売を承認する前に必ず長期毒性試験を行なうこと。一般の人たちには信じられないかもしれないが、これらはいずれも今までほとんど行なわれていない。

ドゥーズレ　ぼくたちにとって身近な製品について販売前に長期の動物実験をするのは当然だとしても、リスク情報を完全に公開するのはちょっと難しいのでは？

セラリーニ　現在、情報の透明性と言えば、安全性評価に関わる者たちがどういう人物か、利害の対立はないか、ということだけが問題になっている。だが科学界は専門分野が細かく分かれていて、安全性評価の専門家の数は限られているため、みんなどこのメーカーからも引っ張りだこだ。よそとは一切関わりがないという者はなかなか見つからない。

一方、リスク情報に関しては、匿名で構わないから、製品や治療の副作用について調べた動物実験や臨床試験のデータを誰でもネットにあげられるようにすれば、それだけでかなり画期的だと思う。こうしたやりかたは、今のところは企業秘密に関わるから不適切だとされている。だが、秘密にすべきは製造方法であって、健康や環境に影響があるかどうかではない。二〇〇五年、モンサント社のGM作物について四十四のラットを使って血液検査、尿検査、各器官の機能検査をしてほしいと、ドイツ政府からうちの研究所に依頼があった。馬鹿げたことに、モンサント社はドイツ政府を「企業秘密の侵害だ」と訴えたんだ。幸いにもその後の控訴審で敗れたがね。
すでに承認されている製品についても、政府が試験のデータを非公開扱いにするのはやめるべきだ（すべての国ではなくても、どこか一国だけでいい。世界じゅうのどの国の規制当局に対してもメーカーは同じデータを提出しているのだから）。二〇〇五年の裁判でモンサント社が敗訴したことで、この件の判例はすでにできている。また、研究資金が足りないと訴える研究者が増えているが、こうして公開されたデータを調査のテーマとすることで、コストを削減しつつ有意義な研究ができるだろう。

ドゥーズレ　確かに、そうやって製品が再評価される機会が少しでも増えれば、現状に比べると大きな前進だ。

セラリーニ　そう、たとえ利害関係がなくて誠実な専門家が当局にいたとしても、何千ページもあるデータをひとりで再評価する時間も手段もないからね。現在、大学の研究室ではコンピュータでシミュレーションした架空のデータを使って実験を行なっているが、架空ではなくこうした実際のデータを使ってやればいい。

現在、メーカーが新製品の販売承認を申請するには、メーカー自身が民間の研究所に毒性と栄養分の評価試験を依頼している。メーカーはそのデータをもとに安全性評価証明書をつくり、その証明書だけを各国の規制当局に提出する。一方、元データはメーカーの「機密文書」とされ、提出はされない。だがメーカーが自社の製品をその国の市場で流通させたいのなら、メーカーから直接研究所に依頼するのではなく、国に調査を委ねるのが筋ではないか？　国が入札を行なって研究所を指定し、試験をしてもらう。公募によるオープンな形で研究所を選べるので、試験結果もより信頼できるものになる。利害の対立も基本的にはないと考えられる。

そうすれば、科学界も公益のために任務を果たすことができる。そう、科学界は「公益のために」研究を行なうべきなんだ。メーカーは、その試験結果をもとにその製品の情報をまとめ、それを「機密文書」扱いにすればよい(メーカーはどうしても機密文書が欲しいようだから)。その一方で、元データの透明性は維持させる。

わたしたちはこうしたことを以前から何度も当局に訴えてきた。現在のフランスのＧＭＯ規制当局、バイオテクノロジー高等評議会（ＨＣＢ）でわたしの研究について話し合ったとき、ＨＣＢは実験の元データを提出するようわたしに要求してきた。メーカーには元データを要求したことなんてないのにね。もちろんわたしは公平な対応を求めたよ。こうして激しい議論をした結果、その後しばらくしてＨＣＢは、統計に使えるフォーマットでの元データをいつでも提示できるようメーカーに義務づけた。これは大きな一歩だよ。ＧＭＯ安全性評価史上初だ。それまでメーカーはデータのごく一部、あるいはプリントアウトした血液検査の数値リストしか提出していなかった。そこから統計を出すには何千ページというリストを専用のコンピュータソフトに打ちなおさなくてはならず、その作業だけで数週間はかかったんだ。

ドゥーズレ　じゃあ、さっききみが言っていた「再評価をする仕組み」についてはどうしたらいいと思う？

セラリーニ　そうだな、わたしがイメージしているのは、相対する二つのグループの代表者同士が公平に自らの主張ができる、口頭弁論のようなスタイルだ。現状では、当局の前で自らの利害を弁護できるのはメーカーだけだ。消費者が自らの利害を訴える場は基本的に設けられていない。確かに、消費者代表を専門家会議のメンバーに加えるなどの試みも行なわれているが、その立場はあくまでもボランティアだ。わたしが見てきた限り、議論の内容があまりに専門的になりすぎると、そういう消費者代表はだんだん会議から足が遠のいてしまう。しかも、専門知識がほとんどない者が参加する場合、まわりはその人物の発言にほとんど耳を傾けない。これでは口頭弁論どころか、まるで軍事裁判だよ。

わたしが提案したいのは、消費者の代理人として二人以上の専門家を会議に参加させるやり方だ。これを地方自治体の会議のように一般公開し、消費者やほかの研究者たちにも傍聴してもらう。そうすることで冷静かつ徹底的に、その製品のメリットとリスクの両方を天秤にかけられるだろう。現在、フランスのGMO規制当局ではリスクのみが評価の対象とされ、メリットは考慮されていない。今のところ、製品のメリットを主張しているのはメーカーだけだが、それでは一方的すぎて消費者にとっての不利益を生みかねない。リスクだけでなくメリットも当局での審査の対象とされれば、非科学的で真偽があいまいな「利益」についても話し合えるようになる。たとえば、「GM作物は世界の飢餓問題の解決策になる」といった、メーカーとその支持者たちが強く主張している「利益」の真偽も議論できるだろう。

もちろん、メーカーも専門家を送りこんで、自社製品のメリットをアピールし、環境や健康へのリスクはないと主張してもかまわない。ただし、そのためには正しいデータを公開したうえで、その製品の販売に反対する専門家に対しても丁寧に説明をする。もし哺乳動物を使った三カ月間の試験で毒性の兆候が見られたら、それについても誰もが納得できる理由を述べる。こうしたレベルでの討論を行なえば、話し合われている内容を誰もが理解できるだろう。

ドゥーズレ　通常の公開審査がそうであるように、日程はなるべく短めにするのがいいね。メーカーにとってはスケジュールの都合があるだろうし。新製品や新発明の芽をつぶすのが目的ではないはずだから。

セラリーニ　たとえ長期試験を行なっても、製品の販売スケジュールを遅れさせることにはならないはずだ。長くて二年、つまりラットの寿命までだから。通常、新しいＧＭＯや分子の開発をスタートして実際に製品化されるまでは十年以上かかる。

ドゥーズレ　市民会議や参加民主主義に似て、わかりやすくて画期的なやり方だね。

第4章

徐々に認められてきたGM作物のリスク

ドゥーズレ　これまで、きみのインビボ実験が世の中にどれほど大きな反響を引き起こしたかについて話してきた。ネガティブな反応ばかり取り上げてきたけど、ポジティブなものもあったね。

セラリーニ　わたしたちの実験は、世界三十カ国の三百人以上の科学者たちによって認められた。幸いにも不当な批判ばかりではなかったんだ。いろいろな事件があった裏では、署名運動や立場表明によって何千人という専門家たちがこの実験を支持してくれた。その動きは今もつづいている。この研究の論文が発表されるとすぐ、ロシアとケニアではNK603のモラトリアム（期間限定の販売禁止措置）が発動された。この二政府の対応は、国民の健康に関わる問題への対処として非常に適切だったと言えるだろう。実験に批判的だったメディアでさえ、この点については、研究論文の不安を煽る結論が「世間に混乱をまき起こした」のが功を奏した（注1）と述べている。

フランス食品環境労働衛生安全庁（ANSES）は、これまで一度もメーカーに長期試験を要求したことはなかったが、ようやくその必要性を認めるようになった。「グリホサート系農薬（ラウンドアップ）の使用によって生じうる長期的な影響について調べた実験は過去一度も行なわれておらず、GM作物の摂取による長期的な影響の実験も限定的にしか行なわれていなかった」と指摘したうえで、そこには「正当化されるのが難しい欠陥がある」（注2）と述べている。ANSESのマルク・モルテュルー長官も、二〇一三年一月九日付のわたし宛の書簡（注3）で、「確かに、ラウンドアップの安全性評価に長期試験は義務化されていない。必要とされるのは短期急性毒性試験だけで、血液検査の結果も不要とされている」と認めている。

GM作物の承認申請については、三カ月以上の長期試験どころか、いかなる血液検査も行なわれていなかった。メーカーから規制当局に検査結果は提出されておらず、当局からも要求していない。ラウンドアップを摂取した実験動物にさえ血液検査は行なわれなかった。フランスだけでなく、世界じゅうのいずれの規制当局でも同様だ。モンサント社はどの国や地域でも同じ書類を提出しているからね。こうして世界でもっとも多く使われている除草剤のひとつが、四十年も前から一度もきちんとした試験をされずに安全だとして売られていたんだ。

ドゥーズレ　きみたちの実験が発表されるまで、ラウンドアップの安全性がきちんと評価されたことは一度もなかったんだね。農業従事者の必需品であり、近所の量販店で誰でも簡単に手に入れられて、庭つき一軒家の物置に必ずひとつは常備されているほどの身近な製品だというのに(注4)。幸いにも、この製品の毒性が徐々に知られてきて(とりわけ、クリージェンから支援を受けてきみの研究チームが行なっている実験のおかげで)、使用が制限されるようになった。カナダとフランスの公園では使用禁止の措置が取られた。おかげで、子どもたちも安心して砂場で転げ回れるようになったよ。これまでは、雑草が生えてこないよう砂場にさえ平気でラウンドアップが撒かれていたからね。

セラリーニ　欧州議会、欧州委員会、フランス政府もそれぞれ、GMOの承認には長期試験が必要だと「原則として」認めるようになった。うちのチームが行なっている研究に刺激を受けたらしく、競争入札で選んだ研究所に同じような実験をさせようと考えたんだ。まあ、実現にはほど遠いが……。どうしてかというと、まず、長期試験を行なうには予算が足りない。そう、一番の理由はお金がな

【注1】 S. Foucart, "OGM : que reste-t-il de l'"affaire Seralini"?, *Le Monde*, 18 octobre 2013.
【注2】 同右。
【注3】 ジル＝エリック・セラリーニ宛の公式書簡。
【注4】 二〇一九年一月、フランスではラウンドアップの販売が法律で禁止された(使用はまだ可能)。一方、日本では近年、グリホサート系農薬の新商品が次々と農林水産省に登録され、二〇一七年末には農作物の残留基準値も最大一五〇倍と大幅に引き上げられた。ドラッグストアやホームセンターなどの量販店でもふつうに販売されている。

いからだ。それにANSESによって提案されている報告書の作成期間はたったの六カ月だ。細かくデータ分析をするにはあまりに短すぎる。また、報告すべき項目が少なすぎる。「どこにどういう腫瘍ができて、それがどのように発達していったか」ではなく、「二年後にがんができたかどうか」だけ。もしわたしたちのインビボ実験でこんなやり方を強いられていたら、きっと何も発見できなかっただろう。あげくの果てにフランス環境省は、GMO安全性評価試験の改正について話し合う委員会にバイオテクノロジー産業協会の「ヨーロッパバイオ」（またしてもロビー団体だ）を参加させた。この委員会には、クリージェンをはじめ、ほかのさまざまな関連団体も参加していた。ヨーロッパバイオからの参加者は誰だったと思う？　なんと、モンサント社のイアン・フィシェだよ。二〇一四年五月、クリージェン代表のニコラ・ドゥファルジュは、ほかのNPO代表らと共にこの委員会から脱退した（注5）。改正版評価試験に割り当てられる予算が、わたしたちのインビボ実験の三分の一にすぎなかったからだ。あのときだって、何万点というデータを取るのにギリギリの予算だったというのに。

EUやフランス政府の競争入札に応じる研究者たちは、残念ながらこんな予算ではうちのチームと同じような実験はできないだろう。それほどたくさんのデータは取れないので、腎障害や肝障害のような代謝性疾患、性ホルモンバランスの変化などは検出できない。これらの異変は、二年の実験期間中ずっと定期的にデータ測定をすることでようやく検出されるんだ。

改正版GMO評価試験にかかる費用は、細かくデータを調べる試験にずっと反対していた「専門家」たちの規制当局から支給される。そして案の定、彼らは競争入札に参加する研究所に対して、「実験終了後にがんが発生したかどうかだけを調べる」よう説明している（したがってこの実験は「発がん性試験」と呼ばれている）。だがすでに述べたように、わたしたちの実験でＧＭ作物やラウンドアップを摂取したラットに発生した「腫瘍」は、必ずしも「がん」ではなかった。だが、がんではない腫瘍でも、その大きさや発生場所によっては重要な器官の働きを妨げたり、内出血を引き起こしたり、毒素やホルモンを分泌したりして、ラットを死に至らしめることがある。だからこそわたしたちは、健康に対するあらゆる影響を長期にわたって調べなくてはならないと考えたのだ。ＧＭＯのリスクをきちんと評価したいなら、「がん」だけでなくほかの「腫瘍」も調べなくてはならない（実際、腫瘍のいくつかはがん化していたが）。そもそもわたしたちはインビボ実験の論文で「腫瘍ができた」とは書いたが、「がんができた」とはひと言も書いていない。わたしたちの論文をよく読んでいなかったり、先入観があったり、専門知識を持っていなかったりするから、こういうことを言いだすんだ。二〇一二年九月に論文を発表した直後にもそうだったけどね。

ドゥーズレ　一般の人たちが「がん」と「腫瘍」を取り違えるのならわかるけど……科学ジャーナル

【注５】　参照：www.criigen.org.

の編集者や専門家がこんなに基本的な過ちをするんだろうか？　そのために多額の謝礼金を受けとったのか、無能あるいは従順だからこそこういう立場にいるのか。

セラリーニ　この種の長期毒性試験、あるいは発がん性試験は、これまでこの小さな世界の過半数の「専門家」によって「非合理的だ」と判断されてきた。今までの話に挙がった数十名ほどの人物たちは、どうやら特殊な先見の明があるらしく、これまで一度も証明されたことがないにもかかわらず、GM作物の「無害性」を主張している。彼らロビイストは自分たちの集団を「科学者コミュニティ」と名乗っている。繰り返しになるが、この集団に属するまったく同じ人物たちが、GMトウモロコシを推奨する傍ら、ずさんな試験だけでそれを評価し、販売を承認している。

わたしたちのインビボ実験が発表された十日後、週刊誌『マリアンヌ』にGMOを擁護する特集記事が掲載された。ここでもまたわたしたちの実験が「科学的な不正」として槍玉に挙げられているが、執筆者に名を連ねるのは、フランシーヌ・カッス、イヴェット・ダッテ、マルク・フェルス、フィリップ・ジュドリエ、ジェラール・パスカル、ジョルジュ・ペルティィエ、フランシス・ケティエ、マーク・ファン・モンタギューなど、おなじみのメンバーだ。彼らによると、人工遺伝子を導入してGMOをつくるのが危険であるはずはないという。生物の体内にはいくらでも未知の遺伝子があるというのがその根拠らしい。なんという単純な考えかただろう。不誠実と言ってもいい。こんなことを学生たちに教えるわけにはいかないよ。ＧＭＯの真価は新しい食品の発明によって証明されるだろう、というのが彼らの言い分だ。

ドゥーズレ　個人としてのぼくたちは単なる消費者にすぎない。金もうけのシステムの歯車として知らないうちに有毒物質を摂取し、病気になる。そして病気になったぼくたちは、今度は製薬会社のよい顧客になる。製薬業は、化学産業と石油産業の兄弟分だ。

セラリーニ　「専門家」たちは、動物実験を拒否することで予想外の味方を得た。エコロジストと動物愛護主義者だ。こういう人物たちがかたくなに動物実験に反対するのは、ただ単に動物を苦しめたくないという動機によるのだが。

ドゥーズレ　でもラットを犠牲にするか、自分たちの子どもを犠牲にするか、どちらかを選ばないと。

セラリーニ　わたしたちが望もうが望むまいが、やっぱり最初に犠牲になるのは動物たちなんだよ。わたしたちが家畜やペットに与えている既製のフードは、合成化学物質や重金属などの有害物質に汚染されている可能性がある（このことはすでによく知られている）。いや、もしかしたらＧＭ作物や農薬も含まれているかもしれない。ほとんどの人は気づいていないが、一部のペットフードは農薬やGM作物と同じ化学メーカーで生産されていて、実際に多くのイヌやネコが腫瘍のせいで命を落としているんだ。こんなことは動物倫理的に断じて受け入れがたい。さらに家畜の場合、こうした有害物質によって病気になった個体の肉を食べれば、わたしたち人間だって病気になりかねない。症状が出る前に屠畜され、食肉として売られる場合もあるからね。だからこそわたしの研究所では、実験動物に与えるフードについてもっと調べるべきだと言っている。もちろん、動物たちを守るためにもね。

だが、わたしたちが今こうして研究をつづけているのは、あのインビボ実験の結果を撤回させた「専門家」たちの不誠実な態度に奮起させられたからだ。どうして彼らは「あのラットはがんになりやすい系統なので実験には不向きだった」と、しつこく言い張るのだろう？　どうして「こういう製品を食べさせられたラットはどれだけ苦しい思いをしたことか」と、平気な顔で言えるのだろう？　自分たちが飼っている家畜やペットだって同じものを食べているかもしれないのに（注6）。モンサント社のリチャード・グッドマンをスタッフに迎えた『フード・アンド・ケミカル・トキシコロジー』誌（ＦＣＴ）の編集長は、どうして急に実験をバッシングする者たちの味方をして、「ＧＭ作物と農薬を摂取したからといってがんになるとは結論できない」なんて言いだすのだろう？　繰り返しになるが、わたしたちは論文に「腫瘍ができやすくなる」とは書いたが、「がんができる」とはひと言も書いていない。あの編集長の手のひら返しは本当に理解に苦しむよ。ついこの間までは「この実験には何の不正もない」と断言していたのに。幸いにも、この論文の撤回には多くの科学者たちが異議を唱えてくれた。こんなやり方は倫理基準に反しているからね。

ある日、フランス国民議会でわたしたちの実験の是非を論じる討論会が行なわれた。そのとき、どうして彼らがラットの系統にあれほどこだわるのかがよくわかったよ。その場にはおなじみの「専門家」たちがいた。主に話をしたのはジェラール・パスカルだったが、そばにはマルク・フェルスもいた。パスカルはいらいらしたようすで、わたしたちが実験に使ったラットの系統についてメーカーが科学資料に当たったたと述べた。その結果、あの系統のラットに「ふつうの」腫瘍ができる割合は、わたしたちの実験終了後のラットのデータとほぼ同じだったらしい。つまり、GM作物や農薬を摂取しなくても、乳房の七一パーセント、脳下垂体の九〇パーセントに「自然に」腫瘍ができるというんだ。したがって、あのラットに腫瘍ができたのはGM作物や農薬のせいとは結論できないし、その差をはっきりさせるにはラットのサンプル数が足りないという。だが、本当にあのラットにはそれほど腫瘍ができやすいのだろうか？　わたしたちの実験では「対照群」として同じラットにGM作物も農薬も含まないフードを与えていたが、そのデータと比べても明らかに数値が高すぎる。何かがおかしい。そこでわたしたちは、世界じゅうの実験ラット用フードを分析してみたんだ。

【注6】　EU、アフリカ、アジア、オセアニアで輸入されるラウンドアップ耐性GMダイズのほとんどは、農家や農場で飼育される家畜の飼料、およびペットフードに使われている。

ドゥーズレ　どうだったんだい？　まさか……。

セラリーニ　そう、そのまさかだよ！　フードはすべて有害物質に汚染されていた。世界じゅうの協力者たちのおかげで、さまざまなペットフードメーカーが発売しているドライフードを一キロずつ、全部で十二種類集められた。そのうちのひとつに、モンサント社がＮＫ６０３の三カ月間の試験で使ったとされるフードもあった。すべてのフードに農薬を使って栽培されたＧＭ作物が含まれていたよ。なんと、複数のＧＭ作物と農薬が検出された製品もあった。

ドゥーズレ　有害なフードを食べていたから、あのラットたちは腫瘍ができやすかったということ？

セラリーニ　そうだ。そのうえ、重金属やポリ塩化ビフェニル（ＰＣＢ）といったほかの有害物質も、許容値を超える量が多くのフードから検出された。こうした有害物質のいくつかは、規制当局によって発がん性物質と分類されている。

ドゥーズレ　毒性試験や発がん性試験に使われるラットは、スプラーグ・ドーリー系であろうがなかろうが、すべて有害物質に汚染されているということ？　試験の対象とされる製品を摂取していなくても？

セラリーニ　これは重大な発見だ。こうしたラットは、規制当局が問題としている有害物質が含まれるかどうかを調べるために使われている。対象とされるのは、販売承認申請が行なわれるすべての製品だ。医薬品、有害性が疑われる化学製品（アスパルテーム、ダイオキシン、ＰＣＢ、農薬など）、食品添加物、そしてもちろんＧＭＯも含まれる。

ドゥーズレ　きみが今挙げたすべての製品は、有害物質に汚染されている実験動物を使って毒性試験が行なわれているということ？　だとしたら、たとえ試験をしてもその製品が有害かどうかは判断できないじゃないか。メーカーが「自然に腫瘍ができる」と言っているのは、実は汚染されたフードのせいかもしれない。フードのせいでラットが慢性疾患になれば、試験対象の製品に副作用があるかどうかはわからなくなる。

セラリーニ　だが、たとえフードが汚染されていても、すべてのラットに同じフードを与えれば（添加する実験対象の製品は別として）、実験群と対照群を比較することで製品に含まれる有害物質を検出できる。ところが、メーカーが比較したのは「対照群」ではなく、世界じゅうの「自然に腫瘍ができきるラットたち」だ。だが実際は、これらのラットが食べているフードはすでに汚染されており、しかも含まれている有害物質の種類はフードによって異なる。彼らはこうしたラットのデータを「ヒストリカルデータ」と大げさに呼んでいるが……。

メーカーは、わたしたちの実験で自社製品を与えられたラットが病気になったのを見てとると、わたしたちの実験の「対照群」ではなく、こうした「ヒストリカルデータ」を使って腫瘍の数や血液検査の数値を比較したんだ。だがこれらのデータは、世界のあちこちの研究所で育てられてメーカーによって慎重に選ばれたラットたちの、あるいは、メーカーの指示にしたがって同一の研究所で育てられたラットたちのデータだ。いずれにしても、わたしたちのラットとは違う環境で育ったラットのデータを人工的に集めている。彼らのラットが食べているフードには、最大で五〇パーセントのGM作物が含まれている。だがわたしたちのラットには、グループごとに量を測って有害物質を与えているが、ほかの合成化学物質は一切与えていない。彼らの「ヒストリカルデータ」は偽りのデータ以外の何ものでもない。わたしたちの実験では、実験群のラットに最大三三パーセントのGM作物、あるいはそれぞれ量を変えたラウンドアップを与えているが、対照群のラットにはいずれも与えていないんだ。

ドゥーズレ　実験の結果を「ヒストリカルデータ」と比較して分析するのに何の意味もないんだね。だが、これはメーカーにとって明らかに有利なやり方だ。

セラリーニ　正式な科学論文で「ヒストリカルデータ」と比較して分析している研究なんてひとつもない。一九七〇年代からメーカーがやっている実験以外はね。

ドゥーズレ　彼らがきみの論文を撤回するようＦＣＴに要求したときも、きみが実験のデータを「ヒストリカルデータ」と比較していないのをさも不適切であるかのように主張していたんだろう？　彼らにとってこの「ヒストリカルデータ」は格好のバリケードなんだろうね。ＧＭ作物や化学製品などからどんな有害物質が検出されても、これさえあれば「毒性はない」と主張できる。実にうまい手を考えたものだ。何世代にもわたって食料や環境の有害物質に汚染されて病気になったり腫瘍ができたりしたラットを「自然にそうなった」と言い張っているんだから。もしきみの実験でも彼らのこの狡猾なやりかたを強要されていたら、何ひとつ証明できなかっただろうね。

セラリーニ　現に、欧州食品安全機関（ＥＦＳＡ）をはじめとする規制当局は、ビスフェノールＡにホルモン分泌をかく乱させる作用があると証明した二百五十件以上の研究論文を、「ヒストリカルデータ」を使っていないという理由で退けてきた。この物質の有毒性が認められて使用禁止にされるのが大幅に遅れたのは、当局のこうしたやりかたのせいだ。だから子どもたちは哺乳びんの乳首、プラスチック製おもちゃ、食品用ラップから、この有害物質をずっと摂取しつづけるはめになった。これは組織的な犯罪だよ。メーカーが推奨する比較方法だと、どんな副作用もすべて「自然の変化」になってしまう。ＥＦＳＡは、経済協力開発機構（ＯＥＣＤ）のテストガイドラインを遵守しているとして、「ヒストリカルデータ」との比較を行なった評価報告書だけをずっと承認してきたんだ。

ドゥーズレ　念のために確認するけど、ＯＥＣＤによって推奨されているというこの比較方法を決めたのは、規制当局やメーカーの「専門家」たちだよね。

セラリーニ　そうだ。正しい数値を示していない、つまり毒性の有無をわからなくしてしまう「ヒストリカルデータ」との比較をやめて、実験群と対照群を比較する動物実験を行なえば（そして必要に応じてその後に臨床実験をすれば）、食品や医薬品などの製品に副作用があるかどうかを正確に見極められるだろう。わたしは今、あのインビボ実験を「やり直す」（と言われている）というＥＵとフランス政府によるプロジェクトでも、ＯＥＣＤのガイドラインを遵守するという名目で「ヒストリカルデータ」と比較されるのでは、と恐れているのだけどね。

糖尿病治療薬のメディアトールの事件についても、「ヒストリカルデータ」を使ってデータを比較したせいで病気の前兆が見すごされていなければ、あれほどの犠牲者を出さずに済んだかもしれない。臨床試験を行なう前に、ラットを使った実験で検証すればよかったんだ。

ドゥーズレ　ふつうは不安な兆候が少しでも見つかれば、製品の販売承認手続きは中断されるはずだからね。いったいどれだけの有害な製品や医薬品が、こうして規制の網の目をくぐりぬけて消費者や患者の手にわたってしまったことか。恐ろしいのは、こうした製品が広く宣伝され、当局によって推奨され、医者によって処方され、ドラッグストアやスーパーでも売られているために、みんなが「安全な製品だ」と信頼しきっていることだよ。その製品についてろくに知りもしない人たちが、「この製品は安全だ」とさまざまな場所で何千回も繰り返し宣伝する。でも「安全」かどうかわかるはずがない、安全性評価試験の詳細は「機密文書」扱いになっているのだから。こうして「嘘」が「真実」になってしまうんだ。

セラリーニ　少なくともアスパルテームとビスフェノールAに関しては、リスクが見すごされてしまった。これらの事件については、欧州議会議員のコリーヌ・ルパージュが何度も粘り強く公式質問をしたのをきっかけに、欧州議会で激しい討論が行なわれている。モンサント社の三種類のGMトウモロコシもそうだ。いずれもわたしの研究所で元データの分析を行なっている。殺虫性トウモロコシのMON863と、十年前から論争が続いているMON810については、近年もフランスであらためて承認しようとする動きがあったが、結局はそうならなかった。それから、わたしたちが長期実験を行なった例のNK603は、モンサント社が裁判に負けたおかげで二〇〇五年に元データを入手できた。

毒性をわからなくさせるこの手の評価方法は、ＧＭＯの承認手続きにすでに使われているが、それは規制当局に提出される証明書を見ただけではわからない。たとえば、「ヒストリカルデータ」は、たいていの証明書には「対照群」と記されている。さまざまな「ふつうの」トウモロコシを食べたとされるラットのデータが六種類、モンサント社の証明書に「対照群」として書き加えられていたんだ。ところが、元データのほうには実験の数値が書かれていなかったり、あっても中途半端だったりする。

ドゥーズレ　でもこうした不正が行なわれていたことは、これまでまったく知られていなかったんだよね。きみたち以外に、メーカーの元データを公開するよう要求した人たちはいなかったんだから。

ところが、彼らは墓穴を掘ってしまったんだ。あまりにも激しくきみを非難し、活発なロビー活動を行ない、ときにはひどく乱暴なことを言ったり書いたりするものだから、きみの研究論文を再発表しようと声をかけてくれる科学ジャーナルが次々と現れた。

セラリーニ　その経緯はこれまで前例がないものだったよ。まず、ＦＣＴの出版元であるエルゼビア社の本部が、利害の対立が原因と思われるＦＣＴの不審点を告発するわたしたちの記事を掲載するよう、ＦＣＴに強要したんだ（注7）。実は、ＦＣＴ編集長のウォレス・ヘイズは、モンサント社の試験結果を同誌に掲載していた。わたしたちが使ったのと同じ系統のラットを同数あるいはより少ない数だけ使用して、GM作物の毒性試験を三カ月間行なっており、有害な副作用はなかったと結論されている。わたしたちはその試験結果に触れて、編集部にモンサント社が介入してから本誌は公平さを欠くようになった、と訴えたんだ。

その後、エルゼビア社の競合出版社、シュプリンガー社の科学ジャーナルなど五つの媒体から、インビボ実験の論文を再発表しないかと打診された（こうした行為は科学倫理に反するとして批判されたが）。その結果、二〇一四年夏、シュプリンガー社から出ている『エンバイロメンタル・サイエンス・ヨーロッパ』誌に論文が再掲載された。国際的に知名度の高いジャーナルだ。二〇一一年に別の論文を発表したときは、ネット上で十二万回も閲覧されている。そのうえ本誌は、論文が撤回されたのは利害の対立が原因だったという告発文の掲載も許可してくれた。わたしはその文章に、大手ジャーナルの匿名の査読者によって内密に行なわれる評価システムに不信感を抱いている旨を書き加えた。

わたしたちの研究の元データは、今回の再発表を機に世界じゅうに情報を公表する「オープンサイエンス」形式を取ることにした。オープンサイエンス（オープンリサーチとも呼ばれる）は、科学研究活動における主に四つの特徴を持つシステムだ。まず、オープンアクセス。インターネットを通じ

【注7】 G.-É. Seralini *et al.*, "Conclusiveness of toxicity data and double standards", *FCT*, 69, 2014, p.357-359.

て査読済みの科学論文が誰でも無料で閲覧できる。二つ目は、オープンデータ。研究データを誰もが自由に利用したり再掲載したりできる。三つ目は、オープンコラボレーション。プロの研究者以外の人たちもプロジェクトに参加できる。そして最後の四つ目は、研究者がＳＮＳやブログで自らの論文を公開したり、仮説を掲載してユーザーと議論をしたりできること。

オープンサイエンスは、従来の科学研究活動に革命的な変化をもたらしている。これまでは、論文は有料の科学ジャーナルに掲載され、そのデータは保護され、機密文書扱いにされ、研究者以外はアクセスできず、そこに書かれた科学的な記述がほかのジャーナルや書籍で利用されるのは禁じられていた。国や大学やセクターによって変化のスピードに差はあるが、いずれにおいても着実に進められていることは確かだ。

結局のところ、オープンサイエンスは「インターネットやＳＮＳツールを使って行なわれている科学研究活動」と言えるだろう。問題提起、仮説の提案から研究結果の発表まで、学術研究の一連のプロセスをすべてネット上で行なえる。これこそがわたしたちに必要なやり方なんだよ。二〇一四年夏、わたしたちが口頭や文書でしつこく要求しつづけた結果、欧州食品安全機関（ＥＦＳＡ）もウエブサイト上に「五年以内にはオープンサイエンスをスタートさせる」と発表した。人々の健康を守るにはとんでもなく遅すぎるけどね……。

ドゥーズレ　こういうやり方なら、情報の透明性や正確さが維持できそうだ。これだけおおっぴらにされると、ロビイストたちにとってはやりにくくなるだろうね。日々の食卓に上る食品についてもこうして情報が公開されれば、ぼくたち消費者はよいものを正しく選択できるようになる。どうせなら、大規模農業で栽培されるバナナの箱には、使用された農薬の名前が明記され、その隣に「消費者のレビュー」が見られるサイトのアドレスが記されるようになればいいのに！

第3部

失われた多様性を取り戻す

第1章

味覚と生物多様性

ドゥーズレ　「多様性」と「生物多様性」は、ぼくのしごとを支える重要な二本の柱だ。ひと皿の料理を創造するのにベースとなる「材料」と言ってもよい。当然のことながら、料理人は自らが選んだ土地にしっかり足をつけてしごとをする。でもときには、遠い国の豊かな料理文化に心惹かれることもある。ぼくは旅をするときはいつも、自分の味や香りの引き出しを豊かにしようと心がけているんだ。料理は、決してやりすぎてはいけない。材料、色、食感、香りを何でもかんでも詰めこめばいいってもんじゃない。そんなことをしたら、食べるほうは目も舌も混乱してしまう。ぼくはこうした特徴（材料、色、食感、香り）を三種類ずつ組み合わせるのが好きなんだ。その料理を構成する要素が互いを引き立て合えるようになるからね。調和のとれたひと皿をつくれるかどうかは、ぼくの感覚次第だ。

セラリーニ　わたしがいつも感心するのは、きみの香りに対する敏感さ、味の組み合わせの巧みさ、色彩のセンスのよさ、温度、見た目、食感へのこだわりだ。素晴らしい料理をつくるにはそういう能力が大切なのだろうか？

ドゥーズレ　もし料理を「競技」にたとえるなら、味の組み合わせを脳内でつくりあげるのは「トレーニング」の賜物だ。幼い頃から、自然に存在するさまざまな味や香りを感じて、それが何かを見極めて、記憶してきた。自分の感覚を少しずつ発達させて、視覚や味覚の記憶を増やしていくには、それが一番よい方法なんだ。料理人は食に貪欲でなくてはならない。食材を吟味した後は、今きみが言ったことに集中してしごとをする。味、香り、色彩、温度、見た目、食感をよく考え、工夫をこらして、食材の個性を生かしたり、変化をつけたり、隠れた魅力を引きだしたりする。完璧な料理をつくって、お客さんの五感を目覚めさせなくちゃならないからね。

最近は、料理を目で楽しむお客さんが増えてきたんだ。色、形、大きさなどの見た目もひと皿の料理を構成する大事な要素だ。ハーブの葉や生地の薄片（チュイルやフイユ）を料理に挿したり、骨つき肉をピラミッド型に構築したりして、プレゼンテーションに垂直の動きをつける料理人も増えた。別に奇をてらっているわけじゃなくて、そうやって皿の上の要素を新しく構成しなおしてお客さんをハッとさせ、味覚を刺激しているんだ。適切な温度で提供して、素材の香りを引きだすのも大切だ。嗅覚は味覚に先行して働き、味覚を補完する。同じように、触覚も食感を補完する。ぼくたちは、フォーク（食文化によっては「手」のこともある）、唇、歯、口蓋、舌を介して食材に触れることで、その食感を味わっている。パンの皮をかじったときのカリッという音、クレームブリュレの表面を割るときのパリッという音など、聴覚の刺激も大切だ。ぼくたちが五感を研ぎ澄まして刺激を受ければ、その食材が生きてきた「生物多様性」を感じられるようになる。

セラリーニ　生態系や細胞もまったく同じ働き方をしているよ。さまざまな構成要素が共生し、互いに補完し合い、協力し合っている。きっとこれは万物に共通する現象なんだろうね。味蕾や嗅球が刺激されたり、視覚情報が電気信号によって伝えられたりして脳が食品を感知すると、消化管ホルモン、性ホルモン、ストレスホルモンなどが分泌される。きみはさまざまな食材を使い、工夫をこらして、味と香りと食感が豊かな料理をつくりあげている。そういう料理を数カ月間繰り返し食べつづければ、わたしたちの受容細胞の種類は多様化する。舌や鼻や目を使って外から刺激を受けとると、感覚器官の細胞が増殖しながら少しずつ変異していくんだ。何度も刺激を受けると感覚が増幅される。わかりやすく言えば、感覚器官は経験によって食品を学ぶ。すると、健全で変化に富んだ食事をすること自体が喜びになる。

ドゥーズレ　子どもにパスタとハムばかり食べさせていたら、その真逆のことが起こるだろうね。トウモロコシデンプンを原料にした異性化糖（果糖ブドウ糖液糖）入りの炭酸飲料、ゼラチンでつくったグミ、添加物がたっぷりのハンバーガー、工業生産されるハムといった加工食品も同様だ。こういうものばかり食べている子どもは、味覚や嗅覚が発達しなくなる。栄養バランスが悪いだけじゃなくて、味わいが乏しいからだ。

合成香料は自然のものに比べると香りが乏しい。加工食品を食べすぎると味覚や嗅覚が馬鹿になって、偽物にだまされやすくなる。たとえば、バニラの香りを化学合成によってつくった香料は、本物のバニラの複雑な香りを単純化してわかりやすくしている。大量生産によってつくられる合成添加物は、思いもよらない毒性残留物を生みだして、結局はぼくたちの味覚の働きを阻害している。合成添加物を使った料理は、わかりやすいけれど大げさで、安っぽい味になるんだ。こういうものばかり食べている子どもは、味蕾の種類と数が減少して、感知できるはずの味がわからなくなってしまう。たとえるなら、百語くらいしか語彙がない人のようなものだ。語彙が少ないとろくに本も読めず、その素晴らしさもわからず、結果的に読書に関心がなくなる。こういう子どもが大人になると、人工的な味に慣れた、少ない自分の味蕾を満足させるものしか食べなくなる。そのせいで栄養バランスを崩し、病を患いかねない。

食品メーカーは、天然の食材を使うよりコストが安く済むので、合成添加物を使った食品ばかりを生産するようになる。そういう食品ばかり食べる消費者は、好みがどんどんそちらへ傾いて、油っぽいものや栄養バランスの悪いものばかり欲するようになる。人間は適応能力が高いので、やがてそういう食生活に慣れてしまう。食材のバリエーションが少なくなり、本物の味がどんどん失われていく。無添加の牛乳やバターのような、味わい深いけれどクセのある味は嫌われる。むしろ、工場でつくられた無味無臭の味気ない食品のほうが好まれる。加工食品に慣れると、ぼくたちの生活の質はどんどん低下していくんだ。

セラリーニ　わたしたちのこの話は、生物の絶え間ない進化のプロセスと大いに関係している。生理学的には、味覚は何百万年という歴史のなかで、わたしたち人間の雑食性と自然界の多様性のおかげで発達してきた。だがこの能力を維持するには、アスリートが身体能力を維持するのと同じように、日々のトレーニングが必要なんだ。

進化の過程で動物の舌は発達した。自然界のさまざまな化学物質を検出し、食べられるものを見つけられるようになった。ところが、甘いもの、酸っぱいもの、単純な味のものなど、同じような味のものしか食べないでいると、味蕾の多様性が失われ、繊細な味がわからなくなってくる。しかも、たった二、三週間でそうなってしまう。この期間は、外の環境と接する粘膜の細胞、とくに舌や嗅球や口蓋の上皮細胞が入れ替わるサイクルに相当する。口腔内の温かい温度で培養されるこれらの細胞は、神経細胞の軸索末端と結合して、受けとった刺激を大脳皮質味覚野にダイレクトに伝えている。味覚野は、記憶、視覚、感情、肉体の活動ともリンクしている。たとえば、春になって野原に花が咲き、カラフルで栄養たっぷりのおいしい新芽が出はじめると、ウシやシカなどの反すう動物の味蕾も発達する。

ドゥーズレ　長い冬の間ずっと牛舎で干し草ばかり食べていたウシは、春になって野原に出ると見るからに大喜びしているよ。いや、実際にそういうウシのミルクやチーズは味と香りがとてもいいんだ。春の花がウシたちの味覚を刺激するのは、間接的にぼくたちの食生活の豊かさにも影響を与えている。

逆に言えば、乾いた血やすえた油の匂いがする肉骨粉やGM作物、酸っぱくて匂いがきついサイレージ（牧草を乳酸発酵させた飼料）しか食べていないウシは、ミルクも肉も味が悪くなる。華やかな香りがまったくしない、作物を人工的に発酵させた不快な匂いの食品になる。ぼくはかつて働いていた農場で、指導者として若い研修生たちに料理を教えていたから、ウシの違いはよくわかっているつもりだ。

こういう乳製品や食肉は、そのままでは食欲をそそらないので、風味を補うために合成化学物質が添加される。これは「見えない毒」だ。大手食品メーカーは、そういう喜びや味わい深さのない食品をぼくたちに押しつけているんだ。そこには、オーブンを開けた途端にふんわりと漂う甘くて濃厚でおいしそうなバターの香り……そういう子ども時代の思い出（もしそういう思い出があればだが）につながるものは何もない。

セラリーニ　わたしたちの食の多様性は、家畜が食べる飼料の多様性とつながっている（野菜の場合は栄養分の多様性）。その多様性は季節ごとに変化する。季節に合った食品を選ぶことで、味覚や食欲が偏らず、さまざまな食品を摂取でき、バランスのとれた健康なからだがつくれるようになる。味覚の豊かさは短期的にも長期的にも健康のバロメーターになるんだ。

多くの刺激を受けることは、喜びや幸せの源にもなる。愛情や性欲、他人との心の交流もここから生まれる。健康は、休息と活動のリズムを守った規則正しい生活から生まれるんだ。そのためには、季節と環境に逆らわず、自然でバランスのよい生活を送るのが大切だ。きみがさっき言った「料理はやりすぎてはいけない。ひと皿の料理に三種類で十分だ」ということばも、「自然でバランスがよい」ことを意味しているんじゃないかな？

ドゥーズレ　大手食品メーカーの工場でつくられる加工食品は、うま味調味料、食欲増進剤、制吐剤などが使われているせいで、満腹感が抑制されてしまう。ふつうは味覚と嗅覚の受容体を持つ細胞の神経終末から、電気信号が脳に送られて満腹感が得られるのに、加工食品ではこの仕組みがうまく働かなくなるんだ。

セラリーニ　味蕾が満たされると、脳に「もう満腹だ」という信号が送られる。ホルモンが受容体と結合して作用を開始するのと同じ仕組みだ。これはわたしたちの祖先の生物から受け継がれた自然界のシステムなんだ。受容体が十分な刺激を受ければ食欲はストップする。生物の体内反応にはさまざまな種類があるが、これは「量に比例しない作用」と呼ばれる。受容体が合成化学物質と結合してしまうと、食欲がなかなか抑制されないからだ。合成化学物質は自然界の物質と同じ形状ではなく、安定もしていないので（化石燃料である石油の二次製品だからだ）、受容体は合成化学物質といくら結合してもなかなか満足できず、自然の物質を探しつづける。

ドゥーズレ　だから加工食品は食べすぎてしまうんだね**（注1）**。

セラリーニ　わたしたち人間は、いや動物や植物も含めたすべての生物は、さまざまな物質の循環を土台にして生存している。その循環によって生物に豊富な栄養分がもたらされ、生殖活動が促され、生物多様性が生まれる。春になってさまざまな花が咲くと、豊かな環境と理想的な気温に促され、新しい「種」が形成されることもある。新しい個体の誕生は、特殊な受容体によって生殖細胞の「種」

【注1】　参照：ドキュメンタリー映画『スーパーサイズ・ミー』モーガン・スパーロック監督・主演、二〇〇四年公開。

を認識することからはじまる（植物は花粉、動物は精子、近い「種」同士（ハイブリッド）は卵子の場合もある）。自然の物質と受容体が分子レベルで惹かれ合う現象は万物に共通だ。だが、有害物質がそこに干渉することがある。たとえば匂いや味の分子は、結合する前に受容体の前を何度も行ったり来たりするのだが、有害物質はその間に砂のように、寄生虫のように、あるいは仮面をつけた詐欺師のように割りこんでくる。生殖細胞の場合も同様で、有害物質が割りこんできて受容体との結合を妨げる。そのせいでパートナーを見つけられなかったり、生殖細胞を認識するメカニズムが働かなかったりすると、両性は接触できず、子も生まれない。

この地球上で、ほかの「種」を必要としない「種」などひとつもない。生態系は、わたしたちをあらゆる意味で育んでいる生物多様性によって成り立っている。生物の「種」の多様性は、わたしたちが次世代へ伝えられる唯一の豊かさと言ってよいだろう。生きるのに必要な条件を与えてくれるのが生物多様性なんだ。

ドゥーズレ　味覚は環境とのコミュニケーション手段でもある。味覚によって、ぼくたちはその食品が新鮮か、安全か、毒性はないかを判別している。きみの話によるとその機能は、受容体が物質を検出し、結合することで作用しているんだね。いや、味覚だけじゃなくて、五感のすべてが同じ働きをしているんだ。「種」は、電波、鳴き声、音、匂い、接触によってパートナーを見分けている。

セラリーニ　わたしたちの体内では、微生物などの異物の侵入を防ぐために、抗体が異物の表面の突起と結合し、その異物を外へ排除している。もっと小さな分子レベルでも同様だ。嗅細胞の細胞膜の外壁側に位置する嗅覚受容体は、匂い分子と結合し、それを電気信号に変換して大脳に伝えている。網膜が視覚情報を、内耳が音情報をそれぞれ電気信号に変換しているのと同じ仕組みだ。変換された電気信号は、ニューロン（神経細胞）間で化学信号に置き換えられて神経系へ伝達される。細胞間のコミュニケーションは、多様性を認識したり異物を排除したりするのに重要な役割を果たしているんだ。ところがそこに有害物質が入りこむと、受容体は物質と結合できなくなり、脳の働きが妨げられる……脳の働きについては後でまた話をしよう。

ドゥーズレ　ぼくは日々生物多様性を実感しているよ。庭で栽培している在来種（伝統野菜）の野菜を収穫したり、野生の果実を採集したり、ほかの国々の食文化で使われる食材を味わったりすることでね。幸いにも在来種のタネは、伝統的な農法を守っている小規模農家によって栽培されたり、在来種専門の種苗業者によって守られたりしている。ぼくはお客さんにこういう野菜を食べてほしいから、自分でも育てている。こうした野菜のタネは「野菜の種子・品種公式目録」（注2）に掲載されていな

【注2】　種子を販売するにはこの目録に掲載されるのが必要不可欠とされている。だが、そのためにかかるコストはあまりにも莫大で、標準化された種子ではないと見合わないとされる。

いから、本来は販売してはいけないことになっている。でもこういう野菜を使うのはぼくの料理には大きな武器になるし、多様性を失わせる「目録」への反対表明でもあるんだ。

第2章　失われつつある多様性

ドゥーズレ　世界じゅうの種苗業者には、伝統野菜を守る使命がある。農業が誕生した一万千年前から、人類はコツコツとさまざまな植物を掛け合わせながら、たくさんの食用植物、つまり野菜をつくりだしてきた。その伝統の知恵にぼくは圧倒されるんだ。世界には三万種の野菜が現存しているけど、大規模農業で栽培されているのはごく一握りだ。ひとつの「種」のなかにはさまざまな「品種」もある。ところが、たとえばフィリピンでは、マヒコ・モンサント社（モンサント社のインド子会社）が販売するGMナスの勢いに押され、現地の伝統料理に使われてきた二百五十種類以上もの在来品種が絶滅の危機に瀕しているらしい。

セラリーニ　きみは一回の食事に何種類くらいの食材を使っているんだい？

ドゥーズレ　きちんと決めているわけじゃないけど、だいたい三十種類くらいかな。ぼくの料理には見た目以上に多くの食材が使われているんだ。たとえばソースに使うフォン（出し汁）をつくるのに、たくさんの新鮮な野菜や肉を煮こんでいる。こうしてつくったフォンやソースは、料理人によって材料やつくり方が異なるので、それぞれ個性的な味と香りになる。出来合いのスープストックを使った「標準化」された味とはまったく違う。ただし法律では、こうした仔牛肉（フォン・ド・ヴォー）、鶏肉（フォン・ド・ヴォライユ）、魚（フュメ・ド・ポワソン）をベースにした出し汁は、細菌が繁殖しやすいという理由で、より衛生的とされるスープストックの使用が奨励されているけどね。

味や食感の「標準化」は、低品質な加工製品や合成添加物によってもたらされる。とくに合成添加物は非常に種類が多くて、保存料、乳化剤（GMダイズを使った大豆レシチンなど）、消泡剤、殺菌料のほかに、「ダマ」防止剤としてのシリカ（二酸化ケイ素）ナノ粒子、EUの食品添加物分類番号「E150d」で知られる亜硫酸アンモニアカラメル（カラメル色素Ⅳ）など、さまざまなものが使われている。これまでの話に出てきた「専門家」たちが、ロビイストに後押しされて販売を承認してきた製品ばかりだ。そのせいで在来種の野菜や自家製ソースの存続が脅かされている。「カラメル」ということばでぼくが思いだすのは、あくまで砂糖を加熱してつくったソースであって、決して亜硫酸化合物やアンモニウム化合物ではない。このまがいもののカラメル色素をつくるときに生成される4-メチルイミダゾールは、発がん性物質として知られていて、厳格な規制があるアメリカのカリフォルニア州では一日当たりの許容摂取量が制限されている。それでも現地では、このカラメル色素を使ったコカ・コーラをはじめとする百五十種類以上の製品が大量に消費されているんだ。

セラリーニ　きみが一回の食事をつくるのに使っている三十種類の食材を詳しく教えてくれないか？ たとえば、自家製フォンをつくるには何を使っているんだい？

ドゥーズレ　フォンをつくるのに使う食材はだいたい十二種類くらいかな。たとえばフォン・ド・ヴォーの場合、タマネギ、ニンニク、四、五種類のハーブを束ねたブーケガルニ（ちなみに花が咲いたハーブを仕上げの飾りに使う場合もある）、ニンジン、ポワローネギ、仔牛の骨やスジ肉……ああ、それからワインでデグラセする（煮溶かす）からブドウもだ。手順としては、材料を焼いて、水で煮て、パセリの茎を加える……パセリは、香りが高いのは葉のほうだけど、茎は葉より味が濃いんだ（注1）。トマト、サラダ菜、カブなどを加えることもある。出来合いのスープストックは絶対に使わない。風味づけには野菜とハーブがあれば十分だ。

まず、牛骨とスジ肉をオーブンに入れてしっかりと焼き色をつけ、炒めた野菜と合わせる。こうす

【注1】　植物は部位によって味や香りがまったく異なる。ぜひ自分の味覚や嗅覚で確かめてみてほしい。

ると自然にとろみがつく。白ワインでデグラセして、少し煮詰めてアルコール分を飛ばしてから、すべてを鍋に入れて水をひたひたに加える。それから好みの濃さになるまでコトコトと煮こむ。最後に肉と野菜を取り出して、でき上がったフォンをシノワ（ソース漉し器）で漉して完成だ。ブランケット・ド・ヴォー（仔牛肉のクリーム煮）のソースをつくるには、この香り高いフォンに生クリームを加えればよい。コメやキヌアなどの穀物をフォンで煮ても香りがついておいしい。豆のスープをのばすのにも使える。使った肉と野菜はサラダとして再利用もできる。優秀なソーシエ（ソース担当料理人）なら、自分にしかつくれないこだわりのフォンのレシピを持っているはずだ。

ぼくがつくる料理は野菜中心になることが多い。季節にもよるけれど、たとえば前菜では、ル・ピュイ産のグリーンレンズ豆と四種類のニンジンのテリーヌに、グリーンヴィネグレットソース（カーリーパセリ、パクチー、海藻を加え、寒天でとろみをつける）を添える。メインでは、肉料理や魚料理に、細かく切りそろえた夏野菜のラタトゥイユを添える。ラタトゥイユ用のトマトは、オリヴェットやマルマンド……あるいはもっと希少な品種を使う場合もある。それからズッキーニ、ピーマン、ナス……そうそう、デザートのフルーツとスパイスも忘れてはいけない。バニラ、コーヒー豆、カカオ豆、ナツメグ……カボチャのタネ、フラックスシード（亜麻仁）、ケシの実などもカリッとした食感を出すために使っている。スパイスは世界じゅうのものを何でも使うけど、料理の方向性に合うものを選ぶようにしている。

加工製品には有害物質が含まれているのを知っていて、使う食材を厳選している料理人にとっては、自然のものに触れられるのがすごくうれしいんだ。

セラリーニ　そしてわたしたちは、新鮮な食材をたっぷり使っているきみの料理が食べられてすごくうれしいよ。なんといってもＥＵでは、ひとり当たり一日平均三十六種類の農薬と、八十一種類のさまざまな物質に含まれる百二十八種類の残留性合成化学物質を摂取しているんだから（注2）。

ドゥーズレ　食材より有害物質のほうがずっと多様化してるじゃないか。

セラリーニ　きみの料理には、一回の食事につき三十種類のヘルシーな自然の食材が使われているが、それがどんなに素晴らしいことかわかるかい？　ＥＵの平均では、三十種類の自然の食材を摂取するのになんと一カ月もかかるんだ。その一方で、たった一日で百六十種類もの有害物質を摂取している。これが工業化された現代社会の一般的な食生活なんだよ。

世界じゅうの人間と家畜が消費するカロリーの六〇パーセントが、たった四種類の野菜でまかなわ

【注2】 *Générations futures*, étude de mars 2013, www.generations-futures.fr/.

れている。小麦、コメ、トウモロコシ、ダイズの四つで、多くが大規模農業で生産されている。しかもそのうちの二つ、トウモロコシとダイズのほとんどがGMOだ。その大半は、家畜の飼料（ミールやサイレージ）に使われている。わたしたちが何を食べるか、何を買うか、どのレストランへ行くかをきちんと選ばないと、どんどん生物多様性が失われていくんだ。

ドゥーズレ　これら四つの作物は、栄養価が高いからよく食べられているの？

セラリーニ　いや、違う。同じ穀物でも大麦やエンバクのほうが小麦よりカロリーは高いし、同じ量を食べても大麦のほうが満腹感が大きい。スペルト小麦、大麦、エンバク、キビ、ライ麦などと比べて、小麦はタンパク質、糖質、脂質も決して多いほうではない。確かに、コメとトウモロコシの栄養価は高い。とくにコメの糖質量は穀物でナンバーワンだが、カロリーで言えばエンバクのほうが高い。

これら四つの作物が世界で多く食べられている理由は、単に国際的な商品先物取引（穀物はシカゴ商品取引所で売買される）で重宝されるからだ。フランスの場合、これらの作物を単作で栽培すると国から補助金がもらえるという理由もある。フランス農業省のウエブサイトによると、助成金や補助金といった直接支援の額は、地域、年度、そして作物の種類によって異なるらしい。一九九九年には、EUの共通農業政策（CAP）によって支給される補助金の半額が穀物に集中していた。支給額は収穫量と耕地面積に比例して高くなるので、必然的に大規模単作農業が最大の恩恵を受けることになる。

アメリカ農務省のデータによると、二〇一二年に世界でもっとも多く生産された穀物はトウモロコシ（全生産量の三六パーセント）で、小麦（三一パーセント）、コメ（二〇パーセント）がそれに続く。この三種だけで、世界じゅうの耕地面積の一五パーセントに当たる六億九千万ヘクタールの耕地が使用されている。一方、マメ科の農作物の代表格であるダイズは、二〇一三年に一億ヘクタールで栽培されていて、それ以降も着実に耕地面積を増やしている。なお、ダイズは世界のGM作物生産量の半分以上を占めている。GMダイズに対する助成金は、作物の生産、バイオテクノロジー研究予算に対して支給される。GMダイズの栽培に使われる農薬（主にラウンドアップ）の製造やその散布作業にも補助金が支給される。

結果的に、これら四つの作物の種子と品種の種類は大幅に増加した。だが、増えたのは収益性が高い品種ばかりで、その作物が持つ複雑な特徴を生かした品種ではない。たとえば、病気や霜や乾燥への耐性がある、洪水や強風に強い、殺虫性がある……といった品種はどんどん増えている一方で、栽培される土地のテロワール（土壌、気候、地形などの自然環境）に適している、香りが非常に高い、などの品種は消滅しつつある。作物をより簡単に栽培したり加工したりできる技術や機械も発達した。結局、消費者のニーズに合った作物が栽培されているわけではなく、収益性の高い作物に消費者のほうが適応したのだ。そして、一旦身についた習慣はちょっとやそっとでは変えられない。さっきも言ったように、これらの作物は栄養価と味のいずれにおいても、決して悪くはないが最高というわけではない。肥料を与えれば早く育つが、早く育ちすぎるので土壌のミネラル分を吸収したり、多くのビタミンを生成したり、繊細な味わいを育んだりはできない。

第二次世界大戦後、人間は機械を使って大規模に作物を栽培するようになった。多国籍企業はあちこちの種苗メーカーを買収し、種子に関する多くの特許権を手に入れた。そうした企業が、補助金が支給される国々で、大規模農業をするのに適した種子を次々と開発していったんだ。こうしてアメリカでは、集約畜産されるウシやブタの飼料（ミール）にするためにダイズが大量につくられるようになった（そのほとんどがＧＭＯだ）。「ＧＭ作物は世界の飢餓問題を解決する」という主張は実に馬鹿げている。ＧＭ作物が貧しい国々の子どもたちの役に立つはずがない。

ドゥーズレ　栄養学者によると、一九五〇年に生産されていたバナナ一本分と同量のビタミンＡを摂取するには、二〇一〇年にはバナナを五本食べなくてはならないそうだけど、それについてきみはどう思う？　オレンジやモモも似たような感じなのかな？

セラリーニ　アメリカ農務省によると、二〇世紀後半以降、多くの食品（特に野菜）の栄養価が大幅に減少しているそうだ。とくに減少が著しい栄養分が、タンパク質、カルシウム、リン、鉄、ビタミンB2、ビタミンC（注3）。原因のひとつとして、森林開墾や大規模農業による土壌の浸食と劣化が挙げられる。さらに、肥料や土壌改良材や農薬などの合成化学物質を大量に投入することで、土壌に栄養分や空気をもたらす微生物やミミズが死んでしまうのも要因とされる。農業の工業化と合成化学物質の使用は土壌を衰えさせ、栽培する植物を弱らせる。収穫された作物が船で長距離輸送されると、成分が劣化し、ビタミンも失われる。微生物が豊富な土壌の生物多様性は、植物を健康にし、畑や菜園の生物多様性を促す。そしてもちろん料理人の選択次第で、皿の上にも食材の多様性がもたらされる。

【注3】 D. R. Davis *et al.*, *J. American College Nutr.*, 23, 2004, p.669-682

第3章　経済発展の犠牲になった生態系

ドゥーズレ　でも、たとえ食材が画一化しても、料理人はさまざまな伝統野菜を使ってまだまだ素晴らしい料理を創造できるはずなんだ。食肉についても、ほかの「血統」とはほとんど交配されていない家畜が、個人経営の業者によって飼育されている。たとえ生産性は低くても、素朴で興味深い魅力にあふれる『血統』は今も残っている。ただし、品質の高い食材を見つけるのは不可能ではないが、難しいことには変わりがない。

セラリーニ　実は伝統野菜には、乾燥、霜、塩害といったストレスや病気に耐性を持つ品種が多いんだ。こういう野菜は、栽培される土地の環境に完璧に適応できる。だがこうした野菜は短期的な収益性が低いため、大規模農業に取り残されて、今ではあまり栽培されなくなってしまった。土壌改良材や農薬を投入する必要はほとんどないが、代わりに育つのが遅い。だが、気候変化や虫害に強くて病気になりにくい。たとえばメキシコのチアパス州に自生するトウモロコシの原種「テオシント」の一部は、現在のトウモロコシよりずっと乾燥耐性が強い。テオシントはタネが固く、小粒で、形があまりきれいではないのが欠点だが、現在のトウモロコシは強風に弱く、穂の重みで茎が傾いて土壌のカビに感染しやすい。近親交配を繰り返したあげく、背は高いけれど倒れやすい作物になってしまったんだ。近親婚を繰り返した人間に遺伝性の障害が表れやすいのと同じ原理だ。現在のトウモロコシは確かに見た目は美しいが、弱くて虫にやられやすい。だから農薬に頼らざるをえなくなる。

トウモロコシの祖先が持つ耐性を取り戻すために、GMトウモロコシがつくられた。だが、GMOの技術を使ったからといってすぐに耐性を強化できるわけではない。環境への適応力に複数の遺伝子が関わっているのは確かだが、どの遺伝子がどういう役割を果たしているかはまだ判明していない。今のように小手先で遺伝子を操作するだけでは無理だ。ごくわずかな遺伝子の働きを過剰に促進させるのではなく、植物の成長に応じてさまざまな遺伝子の働きを細かく調整する必要がある。伝統野菜のように環境の変化に対応できる野菜をつくるには、そうする以外にない。

ドゥーズレ　動物の場合も同じだね。

セラリーニ　もちろんそうだ。そういえばひとつ断っておきたいんだが、きみはさっき「血統」ということばを使っただろう? 動物に関してよく使われる表現だが、このことばに正式な定義はない。一部の遺伝子についてしか言い表さないので、ある個体同士を「これらは同じ血統だ」と言うのと、別の個体同士を「これらは同じ血統だ」と言うのでは、意味が大きく異なる場合がある。「血統」は商業的に使われることばで、生物学的な用語ではないんだ。いわゆる「分類学」には「種」より下位のグループは存在しない。「種」より下位の階級を示すには、品種、亜種、群といったことばが使われる。

わたしたち人間の分類は「動物界、脊索動物門、哺乳綱、霊長目、ヒト科、ヒト属、ヒト種(ホモ・サピエンス)」だ。「ヒト種」には「血統」や「品種」はない。その理由は単純で、ヒト種においてはすでに広範囲に遺伝子の交配が行なわれてきたからだ。人類は十万年以上前から大移動を繰り返してきた。そのために、肌の色、髪や目や鼻の特徴だけでは「品種」の分類はできない。遺伝的な分類も不可能だ。確かに植物や動物の「品種」は交配や発見によって増えているが、新しい「種」が生まれることはめったにない。もちろん、数百万年というとてつもなく長いスパンで見れば、いくつかの「種」が生まれたり増えたり消えたりしているが……。つまり、品種改良のためにいくら交配を行なっても、失われた「種」は取り戻せないんだ。

多様性には、生態系、種、遺伝子という三つのレベルがある。現在は、ヒト種の個体数と家畜の品種が増えている一方で、野生の「種」は減っている。「環境指標種」、つまり一定の環境でのみ生息することからその環境の変化を示すとされる生物の、およそ二千三百種を観測したところ、一九七〇年から二〇〇〇年までの三十年間で、淡水の生態系の四一パーセントと熱帯の生態系（たとえば、サンゴ礁の生物のほとんどが孵化・生育するマングローブ林、多くの薬用植物が生息する熱帯林など）の五九パーセントが消滅した（注1）。「種」に関しても同様で、同じ三十年間で、両生類の四二パーセント、鳥類の四〇パーセント（ＥＵ圏内の農地に限れば五〇パーセント）、チョウ目（蛾と蝶）の六〇パーセントの「種」が絶滅している。こうした大量絶滅の主な原因が、単作農業による農薬の使用と多様性の放棄にあるのは明らかだ。さらに同じ三十年間で（注2）、脊索動物門の四〇パーセント、淡水生物の五三パーセント、海洋生物と地上生物の三〇パーセントの「種」も絶滅している。二〇一三年の調査によると、七万千五百七十六種のうちの二万千二百八十六種、つまり全体の三〇パーセントの絶滅が危惧されている。

ドゥーズレ　古代の品種を再発見したり、遺伝子組み換え技術で新しい品種をつくったりしても、失われた「種」をカバーすることはできないんだね。人口の増加が加速するのに伴って、生物の生息地や環境が次々と破壊され、天然資源が過度に搾取されている。現在、地球の陸地面積の半分が農業、

【注1】 *La Revue durable* 39, septembre-octobre 2010.
【注2】 国際自然保護連合（ＩＵＣＮ）フランス委員会。

畜産業、林業のためにすでに開発されている。

セラリーニ　現代の「種」の絶滅のスピード（絶滅率）は、地質時代の平均に比べて二百倍から千倍早いとされている（注3）。わたしたちは今まさに六回目の大量絶滅期の真っ只中にいるんだ。五億年前のカンブリア紀終わりの大量絶滅を加えて今回を七回目とする科学者もいるが、当時のものはほかの大量絶滅に比べると小規模だった。通常、過去の大量絶滅は全部で五回とされ、「ビッグファイブ」と呼ばれている。古生代の四億四千五百万年前、および三億七千四百万年前の二回は、いずれも気候変動が原因とされる。古生代後期の二億五千百万年前には地球史上最大の大量絶滅が起きていて、すべての「種」の五〇パーセント、海洋生物に限ればなんと七五パーセントの「種」が絶滅している。四回目は中生代、三畳紀とジュラ紀の境目のおよそ二億年前だ（かなり長期にわたってつづいたとされる）。そしてもっともよく知られている五回目の大量絶滅は、中生代と新生代の境目の六千五百万年前に起きている（この絶滅期は一千万年ほども続いた）。直接的な原因は、南北アメリカ大陸の間にあるユカタン半島に巨大隕石が落下し、火山活動が活発化して大噴火が起きたこととされる。ほかの多くの「種」と同様に、さまざまな種類の恐竜がこのときすべて滅亡した。

六回目の大量絶滅を生みだしたのは人類だ。人類は地球環境を破壊し、気候変動に大きな影響を与え、有害物質を大量につくりだしている。この六回目の大量絶滅では、分類学上の「科」の数が七百二十から五百二十に減少し、そこに含まれる「種」の数もそれぞれ平均三〇パーセントずつ減少している。今回の大量絶滅はわずか百年足らずの期間に集中して起きている。今のところ規模としては最大とは言えないが、スピードはダントツでトップだ。前回の大量絶滅より十万倍の速さで次々と絶滅が起きている。もしこのスピードのまま前回と同様に一千万年も続いたら、地球はやがて火星のように不毛の星になってしまうだろう。

生命が地球に誕生してから現代までずっと、今述べた六回の大量絶滅期を除くと、生物の「種」は自然に増えつづけてきた。絶滅するより誕生するほうが多かったからだ。ところが現在はそれとは真逆に、「種」の多様性は新生代のはじめ、恐竜が絶滅した直後のレベルにまで戻ってしまっている。だが、そう言われても実感がない人は多いかもしれない。わたしたちは日常的に「人工の」自然を身近に感じているからだ。大型団地のそばには人工的に植林された森林公園が造成され、その向こう側には大規模農業による小麦畑が広がっている。だがすべては人間の手でつくられた「人工の自然」であって、そこには同じ「種」しか生存していない（なぜか南国の花、異国の果実や動物もいたりするが……）。わたしたちにとってこの問題の深刻さがわかりづらいのは、こうした「人工の自然」のせいなんだ。

【注３】　詳しくはジル＝エリック・セラリーニとジャン＝マリー・ペルトの以下の共著を参照：*Après nous le déluge ?*, Flammarion, 2006.

ドゥーズレ　一九九二年、リオデジャネイロで行なわれた環境サミットでは、まだ幼かったセヴァン・カリス＝スズキが大人たちによる「取り返しがつかない犯罪」について堂々とスピーチをして、サミット参加者たちを驚かせていたよね。そのようすは、ジャン＝ポール・ジョーの映画『セヴァンの地球のなおし方』でも紹介されている（注4）。二〇〇〇年には、「生物の多様性に関する条約」の一環で「（バイオセーフティーに関する）カタルヘナ議定書」が締結され、百五十カ国以上によって承認されている。これによってＧＭＯは侵略的外来種とみなされ、輸出国は輸入国に情報を提供すること、事前同意を得てから輸出することなどが義務づけられた。ところが結局、生物多様性を守るための目標はほとんど達成されておらず、むしろ今も多様性の減少は加速化している。

ぼくはひとりの料理人として、工場でつくられる加工食品がレストラン業界でも大量に使われていて、多様性の減少に加担しているのをとても遺憾に思っている。実は、パーム油がどのように消費されているかを考えるだけで、生物多様性の現実がよくわかるんだ。二〇一三年、パーム油の原料であるアブラヤシの栽培面積は、全世界で千六百万ヘクタールに上った（うちＧＭＯは０パーセント）。この数字は、確かにダイズと比べると微々たるものかもしれない。ダイズの栽培面積は一億ヘクタールで、うち七七パーセントがＧＭＯだ。だが、パーム油はとくにヨーロッパで消費が急増しており、過去五年間で四一パーセントも増えている（注5）。その用途のほとんどが加工食品だ。乾燥フレーク（水を加えてピューレ状にするジャガイモフレークなど）、冷凍やレトルトなどのインスタント食品はもちろん、チョコレートにもカカオバターの代替品として使われている（当然、香りやなめらかさは本物にはかなわないが）。ビスケットやポテトチップスをはじめとする菓子類も、従来のヒマワリ油より安価なために、どんどんパーム油への置き換えが進んでいる。だが、この「安価」というのは大きなまやかしだ。実際にはとんでもないコストが発生している。アブラヤシを植林するのに、年間十六万平方キロメートルの熱帯林が伐採されている。鳥類とチョウ目は植物の受粉と種子散布を行なうことで生物多様性に貢献しているが、熱帯林の消滅によってその八〇パーセントが死滅した。森林は炭素を貯蔵する役割を担っているので、伐採されると温室効果ガスが大量に発生する。植林されたアブラヤシは単作のプランテーション農業で栽培されるが、大量に農薬が投入され、貧しい農民が薄給でこき使われている。パーム油を輸送する際にも有害物質が発生する。あげくの果てに、こうしてつくられたパーム油には心血管疾患リスクを高めるとされる飽和脂肪酸が多く含まれ、もちろん農薬もたっぷり入っている……。これは大きな問題だよ。

だからこそ、ぼくは自分の料理に使う材料の成分、生産方法や栽培方法、原産地は必ずチェックして、たいていはフレッシュな状態で入手するようにしている。それらを自分の手で加工し、下ごしらえを

【注4】　ドキュメンタリー映画『セヴァンの地球のなおし方』ジャン＝ポール・ジョー監督、二〇一一年公開。ジル＝エリック・セラリーニも出演している。
【注5】　www.//fr.mongabay.com/news/2014/fro909-eu-palm-oil-biofuels.html.

し、味つけをし、調理する。何が入っているかわからないものは決して使わない。ぼくが取引をしている相手は、機会があって出会ったり、わざわざ遠くまで会いに行ったりした、個人的に知っている小規模の生産者ばかりだ。みんな、自分がつくっている魚、肉、果物、野菜に誇りを持っていて、それらがどう料理されるかに関心を抱いている。日々のしごとを支えてくれる大事な人脈だ。ぼくは料理人と生産者のこうした相互依存関係が好きなんだ。たとえそのせいで料理が制約を受けても構わない。たとえばぼくは、ロゼール県の自然に近い環境で育てられる有機養殖の半天然マス以外のマスは使わない。成長が遅いので(ふつうの養殖マスに比べて三倍くらい遅い)入手できない場合もあるから、メニューに載せている料理が急に出せなくなることもよくあるんだけどね。でもぼくは、メニューに合わせて材料を仕入れるのではなく、旬のもの、自然のもの、信頼できる生産者のものなど、入手できた食材に合わせてメニューを考えるようにしている。自分の菜園で収穫した野菜や、市場で仕入れた食材の場合も同じだ。「生命力のある料理」をつくるにはこうしたやり方をつづけるのが大事なんだ。

第4部

石油と戦争が変えた
アグリビジネス

第1章

タッグを組んだ化学と石油

ドゥーズレ　現在の生物多様性の危機に話を戻すけど、その発端を産業革命以降の工業化ではなく、もっと前の十万年前、あるいは完新世がはじまった一万年前とする説もあるらしいね。専門家によると、ヒト種（ホモ・サピエンス）が全世界に拡散して、環境に影響を与えるようになったのがこの頃だという。でもぼくは、責任を負うべきは当時の人たちではなく、その子孫であるぼくたち、石油文明世代の人間だと思う。あらゆる産業を工業化し、大量の有害物質を発生させ、次々と土地を開拓してきたんだから。ぼくたちの先祖は狩りや果実採集で食いつなぎ、石を削って道具にしたり、獣の皮を着たりしていただけだ。現在、世界の企業別売上高ランキングの上位十社は、エネルギー関連企業、とりわけ石油関連企業でほぼ占められている。

セラリーニ　そのとおり。確かに、一万年ほど前の最後の氷期にも種の絶滅はあった。だがそのスピードが目に見えて加速したのは、世界で工業化が進み、農業も集約化されるようになってから、つまりここ百年以内だ。環境指標種の観測においても、生物多様性の増減を示すグラフはこの百年で急降下しており、その動きは石油の発掘、化学製品の生産といった産業活動、そして森林伐採、急激な気候変動、有害物質の増加などの環境の変化と並行している。

ドゥーズレ　古代でも、石油は「岩の油」と呼ばれて使用されてきたんだよね。ただし、わざわざ発掘したのではなくて、たまたま地上に湧いてきたのを使っていただけらしい。最初に油井を掘って原油を採掘したのは、一八五五年前後とされている。その後、交通機関の燃料として石油が使われるようになって、アメリカで自動車産業が栄えて、ほかの大陸の資源を求めて植民地政策が進められ、普仏戦争、第一次世界大戦、第二次世界大戦と大きな戦争を幾度も経験したことで、石油の開発と貿易は一気に国際化したんだ（注1）。

セラリーニ　石油が発見されてから、人間はその残留物を使って大量の合成化学物質をつくるように

【注1】 Jean Lopez, "Le pétrole, l'arme noire qui a fait gagner les Alliés", *Guerres et histoire*, 9, octobre 2012, p.52 ; H. Varon, "Le pétrole", *L'information géographique*, 1946, 10, 2, p.64 ; Étienne Dalemont et Jean Carré, *Histoire du pétrole*, coll. "Que sais-je ?", PUF, 1993.

なった。プラスチック製品がその代表格だが、前にも話したように、いまやそうしたプラスチック製品を使って食品を包んだり、食品が入った缶詰の裏側をコーティングしたりするようになった。化学反応のおかげで新たな可能性を見いだされた石油は、「黒い金」と呼ばれて重宝されるようになる。十九世紀終わりに石油を大規模に蒸留するプロセスを発明したのは、アメリカのイエール大学の化学教授、ベンジャミン・シリマン・ジュニアだ。二〇世紀はじめには、プラスチック原料のひとつであるベンゼン（注2）がはじめてつくられ、重合反応（注3）の原理が開発されたことで、ほかのプラスチック原料、ポリ塩化ビニル（ＰＶＣ）やナイロンもつくられるようになった。二〇〇九年時点で、プラスチック原料のほぼすべてが石油からつくられている。もちろんそれらはすべて化学反応によって人工的につくられた合成化学物質だ。

石油化学産業が大躍進した二〇世紀、あらゆるものが石油でつくられてきた。化学者たちは、国家から命じられて石油を使って爆発物をつくった。ニトログリセリンで知られる硝酸エステル類だ。第一次世界大戦で爆薬として使われたが、戦後に残った分をどうするかという問題が起きた。結局、爆薬と有毒ガスは希釈されて、化学肥料としてリサイクルされることになった。農薬の誕生だ（注4）。こうして地球史上はじめて「炭素循環」が汚染された。石油から人工的につくられた合成化学物質は、一旦生物の体内に入ると消化吸収できないためにどんどん蓄積されていく。天然の化学物質や食品は常にリサイクルされるが、石油と化学がタッグを組んでつくった合成化学物質は自然には分解されず、炭素循環をブロックしてしまうんだ。これは前にも話したね。

ドゥーズレ　石油と化学がタッグを組んでつくっている合成化学物質は、近所のスーパーでふつうに売られている野菜にも含まれている。

セラリーニ　そういう信じがたいことが本当に起きているんだ。これまで話してきたように、規制当局での安全性評価の審査がまったく機能していないからだ。

ドゥーズレ　そして、一般の人たちもこうしたことがうまくいっていないのに気づきはじめている。

セラリーニ　だといいんだがな……。合成化学物質をつくっている企業についてもう少し話をしよう。

【注2】　石油化学産業によってつくられた有機化合物。六個の炭素原子が環状に配置された、もっとも単純な芳香族炭化水素とされる。通常は無色で、独特の甘い香りがする液状をしている。揮発性で、引火性が高く、発がん性物質。さまざまな化学物質を合成する材料として古くから使われている。主な用途に、プラスチック、ゴム、溶剤、可塑剤、洗剤、香水、香料、食品添加物、医薬品、農薬、爆薬などがある。

【注3】　重合体（ポリマー：高分子からなる物質）をつくることを目的とした化学反応。

【注4】　Paul Depovere. *La Fabuleuse Histoire des bâtisseurs de la chimie moderne*, De Boeck, 2008, Jean-Philippe Massoubre, *L'Histoire de l'IG-Farben* (1905-1952), L'Harmattan, 2008.

彼らがやっているのは、大金は儲かるが大変危険なビジネスだ。

二〇世紀はじめに誕生した世界じゅうの化学メーカー（注5）は、投資や事業再編を繰り返しながら、多国籍で多角経営を行なう大企業へと成長していった。いまやそのほとんどが化学製品のほかに、医薬品、農薬、GMOも扱っている。その好例が、ドイツに本部を置くバイエル社だ（注6）。一九二〇年代、バイエル社は、当時の化学メーカー最大手のIGファルベン社と提携して「ツィクロン（サイクロン）B」を開発する。シアン化合物系の殺虫剤で、とくに戦時中の強制収容所で毒ガスとして使われたことで知られる。開発当時、IGファルベン社はアウシュヴィッツ収容者をお金で買って実験台に使っていたという（注7）。悲劇はこれだけで終わらない。戦後、ツィクロンBはなんと希釈して農薬にされた。つまり、こうした化学メーカー、そしてそれに協力した科学者たちは、農薬が人体に有害な物質であるとよく知っていたんだ。

ドゥーズレ　ツィクロンBの開発に貢献したのは、ドイツの物理科学者、フリッツ・ハーバーだよね。第一次世界大戦中はドイツ軍の毒ガス作戦の指揮者として活躍して、一九一八年には爆薬をつくる方法（ハーバー・ボッシュ法）を発見してノーベル化学賞を受賞している。バイエル社は今でも農薬製造のナンバーワン企業だ。

セラリーニ　それとほぼ同じ頃の一九二九年、アメリカの大手化学メーカーのモンサント社は、石油からつくられたベンゼンを塩素で置換反応させた化合物、ポリ塩化ビフェニル（ＰＣＢ）の生産をスタートした。主に絶縁体や潤滑剤として使われたが、環境への有害性が強いうえに分解されにくく、いつの間にか生物の体内に蓄積されてさまざまな障害を引き起こす。日用品や食品に使われているＰＣＢが、わたしたちの脳や睾丸に知らないうちに入りこんでしまうんだ。これまで化学メーカーが廃棄したＰＣＢは一億トン以上にのぼるという。コンデンサ、変圧器、冷却液、モーター、電子レンジ、塗料などの液体や固体の製品に使われたＰＣＢが、少しずつ環境に拡散されていった。

ドゥーズレ　モンサント社といえば、確か、研究本部が一九四三年から一九四五年までマンハッタン計画で重要な役割を果たしていたよね。

セラリーニ　マンハッタン計画は、第二次世界大戦中に科学者や技術者を総動員して原子爆弾を開発・製造したプロジェクトで、完成した原子爆弾は広島と長崎に投下された。モンサント社はこの計

【注5】BASF社、ダウ・ケミカル社、デュポン社、トタル社など。
【注6】前述のように、本書がフランスで二〇一四年に刊行された後の二〇一六年、バイエル社はモンサント社を買収している。
【注7】www.cbgnetwork.org/Francais/Articles/BAYER_et_IG_Farben/bayer_et_ig_farben.html.

画で、プルトニウムを精製する方法と、原子爆弾の起爆剤として使われる化学物質を精製する技術を発明している。さらにモンサント社は、のちにダウ・ケミカル社と共同で枯葉剤（オレンジ剤）を製造し、アメリカ政府に売りつけている。枯葉剤は非常に強力な除草剤の一種で、ベトナム戦争で化学兵器として散布された。枯葉剤に暴露した現地のベトナム人やアメリカ人の帰還兵はさまざまな疾患を発症し、妊娠中の女性からは奇形児が生まれた。その影響は世代を超えて今も引き継がれている。枯葉剤に高濃度で含まれているダイオキシン類は、突然変異を誘発する残留性有機汚染物質（ＰＯＰｓ）のひとつだ（注8）。

モンサント社は、多くのＰＣＢ製品、核兵器、化学兵器、ＧＭ作物、ラウンドアップをはじめとする農薬のほかに、さまざまな医薬品も製造している。一般の人たちがふつうにドラッグストアで買えるものも多く、同社に多額の利益をもたらしている。たとえば、一九八〇年代までは鎮痛薬のアスピリンをアメリカで製造・販売していた。世界じゅうで大ヒットしている関節リウマチ向けの消炎・鎮痛薬のセレブレックスは、モンサント社の子会社であるサール社がファルマシア&アップジョン社と共同開発した製品だ。緑内障治療薬のキサラタンも世界各国で処方されている。人工甘味料のアスパルテームもサール社が開発した製品だが、重大な副作用があると多くの研究で証明されている（注9）。実は、アスパルテームの販売承認申請時に提出された安全性評価証明書には不備があったんだ。それを発見したのが欧州議会議員のコリーヌ・ルパージュで、以来この製品の安全性は激しい議論の的になっている。

ドゥーズレ　まったく、モンサント社とその利害関係者たちには倫理観のかけらもないね。でも、似たようなことをしている企業はほかにもあるんだろう？

セラリーニ　そのとおり。前にもこの話は出たが、バイエル社やＩＧファルベン社と並ぶドイツの大手化学メーカー、ＢＡＳＦ社がＧＭジャガイモを開発し、ＥＵに販売承認申請を行なった。ところが二〇一三年、ＢＡＳＦ社はＥＵからＧＭジャガイモを撤退させることにした。有害性が激しくバッシングされ、このままでは利益が見こめないと判断したからだ。このＧＭジャガイモにはマーカー遺伝子として薬剤（抗生物質）耐性遺伝子が導入されている。そのため、抗菌薬（抗生物質）を正しく服用すれば抑制されるはずの病原菌が、この薬剤耐性遺伝子を獲得したことで薬が効かなくなってしまう恐れがあるんだ。薬剤耐性はこれまで多くの人の命を奪ってきた（ＧＭ作物のほかに、自然耐性

【注８】遺伝子のＤＮＡと結合して塩基配列を変えてしまうことから突然変異を引き起こす。
【注９】アスパルテーム・Ｌ-フェニルアラニン化合物。重大な副作用については、一九七〇年代から五百件以上の研究論文が発表されている。日本では一九八三年に食品添加物として認可され、清涼飲料や菓子に使用されている。材料表には、甘味料（Ｌ-フェニルアラニン化合物）などと表記されている。

や、抗菌薬の過剰摂取を原因とした薬剤耐性も含む）。アメリカでは年間およそ二万三千人、EUでは二万五千人が薬剤耐性のせいで命を落としている（注10）。

ＢＡＳＦ社のＧＭジャガイモは、養豚用飼料としてＥＵで販売が承認されていた。この飼料を食べたブタを加工してつくられたハムには、ブタを早く太らせるための成長ホルモン剤や、水分量を増やすための増量剤（リン酸塩）も含まれている。ブタを人工的に太らせたり、ハムに増量剤を添加したりすれば、そのハムを食べた子どもも当然その影響を受ける。つまり、肥満症になりやすくなる。現在、肥満症という「流行病」については世界じゅうで盛んに議論されているが、成長ホルモン剤とリン酸塩の影響はいまだなおざりにされている。ちなみにＢＡＳＦ社は現在、アメリカでモンサント社と新しいＧＭ作物を開発している。

ドゥーズレ　だからこそ料理人が豚肉を使うときには、そのブタはどこでどのように育てられたか、何を食べたか、その親（種豚と雌豚）はどうだったかを、知っておくべきなんだよ。今はいろいろな規制ができたからこういうやり方でハムがつくられるのは二〇世紀で終わったと思っていたけど、もしかしたらこれからもまだ被害者が出るかもしれないね。

いわゆる「専門家」たちが、新聞や雑誌でＧＭ作物の安全性を訴えているのを何度も読んだことがある。「たとえＧＭ作物を食べても、ブタの健康やその肉には影響がない。だから食べてもまったく問題ない」ってね。ただ、これはぼくの個人的な意見だけど……肉の品質の低下にＧＭ作物が直接関係するかどうかは知らないけど、おそらく間接的には関係しているんじゃないかな。前にも言いかけたけど、講演会のためにきみと一緒にスペインのリェイダを訪れたよね。ヨーロッパで唯一ＧＭトウモロコシのＭＯＮ８１０が大規模栽培されているのがこの町で、地元で集約的に飼育されている何千頭というブタの飼料にされている。そのブタからつくられた豚肉は、水っぽくて、脂っぽくて、味がなくて、スポンジのようにスカスカなんだ。ぼくもこの土地のハムを食べたから知っている。でも食品メーカーにとってそんなことはきっとどうでもいいんだろう。たっぷりと合成添加物を加えてインスタント食品に加工すれば、どうせ豚肉の味などわからなくなってしまうんだから。

このタイプの肉に関する宣伝文句は判で押したようにそっくりだ。たとえばベルギーのワロン地域では「地元産の鶏肉はインスタント食品にも使われていて、おいしいのにとてもリーズナブル」とうたっている（注11）。

セラリーニ　リーズナブルな価格にできるのは、わたしたちの税金を使って潤沢な補助金が支給されているからだ（戦時中に化学兵器をつくっていたときと同じように）。しかも、たとえこうした生産

【注10】　アメリカ疾病予防管理センター（ＣＤＣ）、二〇一三年。
【注11】　www.proaniwal.com.

方法によって有害物質が発生するなどの損害が生じても、「外部不経済」化によってその補償も公的資金でまかなわれる。

ドゥーズレ　これと正反対のやり方で、ブタがまだ生きている間に肉に香りをつける方法がある。どうすればいいかわかるかい？　ブタを野原で放し飼いにするんだ。ブタは遊びながら、そこらじゅうに自生するタイムの葉やセイヨウネズの球果をもりもり食べる。たぶんデトックスしているんだろう。うちで飼っている馬もタイムの葉を好んで食べるから。風味が高い豚肉をつくるには草を食べさせるのが一番いい。そういう豚肉に自家燻製をかけてベーコンにすると、内側から香りがするのがわかる。それはタイム自体の匂いとも、タイムを加えて焼いた豚肉の匂いとも違う。ブタが食べたタイムの香りが肉に移ったことで、ミントに似た爽やかな香りがするんだ。セイヨウネズの球果の匂いはもっとわかりやすくて、少しコショウに似ている。これはジュニパーベリーとも呼ばれ、ジンの香りづけにも使われているけど、まさに高品質のジンのようなスパイシーな香りがする。

こうして考えると、GM作物が肉の味、食感、成分に影響を与えるのはやっぱり当然だと思う。リェイダで食べたハムもそうだったし、コーンサイレージで育ったウシのミルクもそうだ。どちらも独特の不快な酸味がある。だからこそ、こういう食品を食べた人間だって影響を受けないはずはない。動物が人間にもたらすものは、人間が動物に与えたものなんだよ。

セラリーニ　現在、生活環境病が増えつつあるが、いまだに化学製品やGM作物はその要因として考慮されていない。これらの有害性がなおざりにされるのは、これまでも話してきたように正しい安全性評価が行なわれていないからだ。また、科学的に解明されていないことが多いからでもある。合成化学物質やGMOは、わたしたちの体内で微生物やウイルスや病原菌とはまるで異なる働きをする。ではこれからは、科学、医学、文明によってまだ解明されていないことを話そう。

ドゥーズレ　楽しみだな。いったい何を聞かせてくれるんだい？

第2章　生活環境病と有害物質

セラリーニ　生物の体内に細菌が入りこむと、ものすごい勢いで増殖する。だから早い段階で感染症を引き起こし、細菌の種類に応じて特定の器官にダメージを与える。肺疾患をもたらす細菌と、腸疾患をもたらす細菌は別ものなんだ。顕微鏡で観察すればその違いはわかる。だが、細菌の種類に合った抗菌薬（抗生物質）を医師に処方してもらい、それを適切に服用すれば増殖は抑えこめる。ところが合成化学物質の場合はそうはいかない。大学の医学部の教壇に立っていたとき、学生はこういうことをまったく教えてもらっていないとわかったよ。

人間の体内に蓄積する合成化学物質の大きさは、人間と比べて何十億分の一、細菌と比べても何百万分の一しかない。顕微鏡でも確認できない。だがこの物質は耐久性（たとえばプラスチックの寿命は数百年とされる）と毒性（農薬は一部の生物を殺す）を備えている。細菌と違って増殖はしないが、代わりに見つけにくく、さまざまな器官（たとえば脳）にゆっくりと蓄積されながら悪影響をおよぼす。とくに脂肪、甲状腺、乳腺が影響を受けやすい。こうした組織に少しずつ蓄積されていくため、症状が表れるまでに時間がかかる。分子の歯車の上にゆっくりと砂が落ちていって、限界に達したら歯車が動いてホルモンが分泌される……というイメージだ。有害物質はどこにでも蓄積される。わたしたちの毛髪や体毛、そして女性の母乳にも。

ドゥーズレ　嫌な予感がするんだけど、男性の場合はどこに蓄積されやすいの？

セラリーニ　その嫌な予感は残念ながら当たっているかもしれない。母乳よりはましだが、男性の場合は前立腺、睾丸、精子に有害物質が蓄積されやすい。

ドゥーズレ　モンサント社を擁護する研究者の論文を読んだんだけど（注1）、「同じ要因が性別によって異なる症状をもたらすなどありえないので、合成化学物質の影響とは考えられない」って書いてあった。男女で生理学的な違いはあるの？

【注1】 Doull *et al.* (2007), *Food Chem. Tax.*, 45, 2007, p.2073-2085.

セラリーニ　ある。その研究者の主張は実に馬鹿げている。世界じゅうの多くの科学者が反論しているよ（注2）。だが、各国の規制当局では、こうした意見が常に「専門家」たちに引用され、ＧＭ作物や農薬だけでなくあらゆる合成化学物質の副作用を否定するのに使われている。

ドゥーズレ　どうして有害物質は性別によって違う働きをするの？　どちらの場合も性ホルモンになりすましているのかな？

セラリーニ　そのとおり。だがそれ以前に、こうした有害物質は体内の細胞間、そして細胞内のコミュニケーションを阻害する。生殖器官だけでなく、からだ全体の機能を衰えさせる。たとえるなら、コンピュータやソフトの動作を遅くさせるスパムのようなものだ。ラットを使った実験をすれば、ほとんどの有害物質について人間にどういう疾患をもたらすかを知ることができるよ。わたしはこれを「細胞間コミュニケーション疾患群」と呼んでいる。

ドゥーズレ　それってたとえばどういう病気があるの？

セラリーニ　がん、神経疾患、内分泌疾患、自己免疫疾患、胎児発育不全、不妊症などだ。このほとんどは細菌による感染症が原因ではなく、ましてや遺伝性でもない。人間の遺伝的特性はそれほど変異していないのに、こうした症例はどんどん増えているからだ。

ドゥーズレ　なるほど。知りたくない現実だね。

セラリーニ　そうだな。だが、おいしい料理をつくりたい料理人なら知っておいたほうがいい。

一番困るのは、医者や保健当局が、疫学的に証明されない限りこうした疾患群と有害物質との因果関係を信じないことだ。だが、疫学は伝染病を研究する学問だ。ペスト、コレラ、インフルエンザ、あるいは急速に広まったほかの感染症がどのように蔓延するか、そのメカニズムを調べるには確かに有効で、細菌やウイルスが短期間でどういう症状をもたらすかを知ることができる。だが合成化学物質の場合、短期間ではなく一生涯人間につきまとい、もたらされる病気は感染症よりずっとひっそりと少しずつ進行する。疫学でこういう病気を研究したり、原因を特定したりするのは難しい。もっと別のやり方で調べる必要がある。だが当局は疫学ばかりを頼りにし、疫学調査で証明されたことしか信じない。

【注2】 Seralini *et al., Int. J. Biol. Sci.*, 5, 2009, p.438-443.

ドゥーズレ　合成化学物質がもたらす病気を研究するのに適したやり方はあるの？

セラリーニ　あるよ。生活環境と研究所内で次の七つの研究を行ない、総合的に判断するのが有効だ。

（一）合成化学物質が分子レベルで内分泌と代謝の機能にどのような影響を与えるかを、試験管内で調べる。

（二）生体外で培養した臍帯と胎盤の細胞に対し、合成化学物質がどのような毒性を示すかを調べる。

（三）実験動物を使って汚染試験をする。

（四）合成化学物質が野生動物や家畜にどのような損害を与えるか、生殖能力が衰えて個体数が減少するかを観測する。

（五）化学製品を生産する工場に勤務する労働者に対し、労働安全衛生的な調査を行なう。あるいは、セベソ事故（注3）と同様の事故が起きた場合に関係者の健康被害を調べる。

（六）農薬を使用する農業従事者など、合成化学物質に暴露した人たちの健康診断を行なう。

（七）特殊な疫学調査を行なう。実行には微妙な問題が関わってくるのであまり行なわれていないが、合成化学物質が長期的および複合的にどのような働きをするかを調べるのに役に立つ（注4）。

病院で亡くなった人の病理解剖を行なっても、死因として合成化学物質が挙げられることは決してない。合成化学物質がもたらすのはあくまでからだ全体の衰弱であって、特定の病気ではないからだ。

からだが衰弱しきった結果、先ほど挙げたような病気（がん、神経疾患、内分泌疾患、自己免疫疾患……）になってしまう。

だからこそ、合成化学物質というシリアルキラーが、足のつかない武器を使って、時間差で被害者を攻撃する手口を見つけなくてはならないんだ。

ドゥーズレ　これほどさまざまに証明・論証されても、保健当局は生活環境病と合成化学物質との因果関係を否定しつづけるんだろうか？

セラリーニ　こうした科学的な発見や分析がまとまったのは、ごく最近のことだ。今では、生活環境病と合成化学物質の因果関係は否定できなくなっている。一部の科学者が本当はわかっているくせに、

【注3】　一九七六年七月十日、イタリア・ロンバルディア州のメーダ町にあるICMESA社の化学工場で爆発が起き、大量のダイオキシンが大気中に放出された。セベソを含む近隣四つの市町村で、家畜の大量死、奇形児の出生率の上昇などの被害が発生している。この事故をきっかけに、生産する製品と量によって工場の危険度がレベル分けされるようになった。

【注4】　Savitz *et al.*, *Am. J. Epidemiol.*, 146, 1997, p. 1025-1036.
たとえば、ラウンドアップなどグリホサート系の農薬を使用する農業従事者の女性に妊娠に関わる問題がないかどうかを調査する、など。これら七つの研究は、従来の疫学研究に完全に代わるものにはなりえないが、いくつかの疫学調査に加えてほかの六つの研究を行なうことで、通常の疫学研究だけでは不足している部分を補うことができる。新たな研究方法を決めるのを待っていては時間がかかりすぎるので、現状ではこれが最良と思われる。

化学メーカーとのつながりを維持するために事実を認めていないんだ。不誠実にもほどがあるよ。

ではこれからは、わたしたちが食べている食品にこうした合成化学物質が混入している原因を見ていこう。

第3章　石油に依存するアグロインダストリー

セラリーニ　戦争によって発展した化学産業と金属産業は、戦後になると化学肥料や農薬を生みだし、農業を機械化させた。ソヴィエト連邦の農業用トラクターには戦車のためにつくられたパーツが使われた。工業化された農業（アグロインダストリー）では、食用以外の作物もつくられるようになった。繊維産業の原材料（ワタ、アサ）、エネルギー産業や建築業のための木材、バイオ燃料（サトウキビ、小麦、トウモロコシ）……ごく内密に大麻も栽培された。とくにバイオ燃料の生産は、倫理上と環境面での問題点（労働力の搾取と森林伐採）が指摘されている。多くの農業従事者は、飢えに苦しむ子どものお腹を満たすより、補助金を受けとりながらトラクターの燃料タンクを満たすほうを選んだ。使える農地は限られているので、ほかの作物をつくればそのぶん食用の作物をつくるスペースは狭くなる。前にも話したように、地球の陸地面積の半分は、すでに農業、畜産業、林業のために使われているんだ。そして今や、中小規模の農家や畜産農家でも続々と工業化が進みつつある。こうしたアグロインダストリーの拡大化は、国際会議の場でもしばしば話題になっている。

ドゥーズレ　食品製造業はアグロインダストリー（農業資源関連工業）のごく一部にすぎないからね。もちろんそこに占める割合が大きいのは確かだけど**（注1）**。アグリビジネス（農業関連産業）まで枠を広げれば、農業機械や資材の製造まで含まれる。農地を開拓したり、大規模農業を行なったりするのに必要な産業だからね。

セラリーニ　フランスのノルマンディー地方に連合軍が上陸してからというもの、この地にアメリカの技術が導入されて、小さく区画された田畑を取り囲んでいた木々がすべて切り倒されてしまった。池も埋め立てられ、侵食が進み、灌漑施設をつくったことで地下水位が下がり（トウモロコシ畑の灌漑施設の建設には国から補助金が出る）、湿地帯が消滅し……。

ドゥーズレ　アグリビジネスは、ぼくたちが食べる食品だけでなく、社会や環境にも大きな影響を与えたんだね。大手種苗メーカーはことごとく農薬メーカーと提携しているし（ときには子会社を経由してこっそりと）、農薬メーカーは化学兵器の製造業とつながっている（サリンガスなど）。そして種苗・農薬メーカーはバイオテクノロジー産業や製薬業ともつながっている。

セラリーニ　そう、アグリビジネスは世界の富を支配しているんだ。食品製造業においては、わたしたちが日常的に口にしているほとんどすべての食品を、巨大グループ十社が牛耳っている。コカ・コーラ、ゼネラル・ミルズ、ジョンソン・エンド・ジョンソン、ケロッグ、クラフトフーズ、マース、ネスレ、ペプシコ、プロクター・アンド・ギャンブル、ユニリーバの十社が、スーパーマーケットをはじめとする小売店で売られる食品ブランドのほとんどを所有しているんだ。いや、食品に限らず、衣料品、医薬部外品、ペットフード、洗剤（注２）などもそうだ。このうち複数のメーカーは、ロビー団体の国際生命科学研究機構（ＩＬＳＩ）、エクソンモービルのようなエネルギー企業（石油、エネルギー、シェールガスなど）、洗剤メーカー（洗剤は、農薬の製造、シェールガス採掘のための水圧破砕にも使われる）に出資している。

中世ヨーロッパの王族が富を独占して以来、史上二番目に世界の富が集中しているのが現在なんだ。すべて戦後に化学産業と石油産業が発展したのがきっかけだ。それと並行して、大量かつ急速に生物の「種」が絶滅しつつある。

【注１】フランス経済に占める食品製造業の割合は非常に大きく、二〇一〇年の売上高は千四百七十億ユーロと業界別ランキングで第一位。被雇用者数も業界別でもっとも多く、従業員およそ四十一万五千人を擁する。

【注２】*La Tribure,* citant le site *Reddit,* et *Le Nouvel Indigné,* 4, décembre 2013-2014, p.4.

ドゥーズレ　アグリビジネスを成長させるために、農業と畜産業は大規模生産をするようになったんだね。生産性を追求するのに優先されるのは「量」であって「質」じゃない。品質を追求するとどうしても手間ひまがかかるし、そのぶん時間が取られてしまう。農業と畜産業の従事者の多くは、食品メーカーに納入するために育てた作物を自分たちでは食べないらしいよ。果実には農薬を、家畜には抗生物質をたっぷり使っているし、土壌には化学肥料、飼料には食品廃棄物がどっさり入っているからね。自分たちが食べるぶんは別の畑でつくっているんだ。

農業と畜産業の大規模生産による弊害はほかにもある。大量に生産されるとどうしても残留物が出る。利益を最大限にするには、こうした残留物も製品にして販売するしかない。こうして畜産業で余った骨や屑肉から、肉骨粉、ゼラチン、プレスハムなどがつくられるようになったんだ。フィンランドの冷凍食品メーカー、フィンダス社の冷凍ビーフラザニアに馬肉の屑肉が使われていた事件を覚えているかい？　でももっとも画期的な「発明」といえば「ピンクスライム」だろう。ほとんど廃棄物しか使われていないのに、人間の食用として承認されているんだから……。細かく刻んだ牛の屑肉、筋肉、脂肪、皮や軟骨などの結合組織を、三八℃に温めながら遠心分離機にかけてペースト状にして、アンモニアガスで殺菌してでき上がり。これを増量剤として挽肉や加工品に加えるんだ。ソーセージ、ミートボール、ハンバーガーのパテなど、とくにアメリカではさまざまな用途に使われている。

スーパーマーケットは、競合他社に負けないために定期的に食品を特売にする。二〇一三年二月のフィンダス社の事件もこうした背景から発生した。下請けの食品加工会社が安く仕入れた馬肉でつくった「ビーフラザニア」が、小売店で特売として売られていたんだ。二〇一三年末、フランス南西部のアルデシュ県とナルボンヌという町で、この馬肉の取引ルートが発見された（注3）。なんと、通常ならおよそ五〇〇ユーロはするはずの馬肉を、製薬会社のサノフィなどで医薬品の安全性試験に使われたものをたった数十ユーロで購入していたんだ。もちろん、人間向けの食品としてはまったく適していない肉だ。獣医師によって証明書が偽造されたのち、屠畜場で解体して加工品に使っていたらしい。

セラリーニ　サノフィ社の代理人は「この馬肉を食べても健康へのリスクはない」と言っていたが、彼は「細菌」ではなく「合成化学物質」のリスクが問題であることがわかっていない。合成化学物質の毒性が正しく評価されていないせいだ。

ドゥーズレ　この事件を、販売競争が激化した末に起きた「例外的な出来事」と考える人もいるかもしれないけど、実際はそうではない。この手の不正はごまんとあるんだ。アメリカでよく売れている

【注3】 *Le Parisien*, 19 décembre 2013.

冷凍食品の魚のフライには、いったいどういう魚が使われていると思う？（注4）二〇一三年の調査によると、千二百十五点の製品のうち三三パーセントに、魚の種類が記載されていなかったんだ。

食品は、国際証券取引で投機の対象にされるべきじゃない。そのせいで、小麦や冷凍エビの生産と流通にさまざまな問題が起きている。冷凍エビは、アジアで安く集約養殖されたものがアフリカ北西部でやはり安く加工され、ヨーロッパ北部で製品化されて高値で取引されている。ネスレ社やコカ・コーラ社といった食品大手は、ペットボトル飲料の生産のために世界各地の水資源を買収して、地下水源や沼沢池を枯渇させている。水が不足しているエリアで大量の水を汲み上げるなんて許しがたいよ（注5）。

セラリーニ　水さえも市場の法則に支配されている。「量」が優先されて「質」がなおざりにされているんだ。水と空気は地球の汚染状況を示すバロメーターだ。現在使われている水にはたくさんの有害物質が含まれている。実は、灌漑用水は水道水よりずっと安全基準が甘い。わたしたちが日々口にしている食品は、こうした汚染された灌漑用水でつくられているんだ（注6）。

きみが言及した馬肉事件もそうだが、問題は合成化学物質のリスクを知らない企業の代理人や政府によって、こうしたやり方が常態化されてしまうことだ。細菌による短期的リスクしか考慮されず、長期的なリスクはなおざりにされる。

製薬会社だって、医薬品の試験に使った馬のことなど何も考えていない。解体処理にお金をかけるよりは安く売りはらったほうがまし、くらいにしか思っていないのだろう。病院で医薬品の残留物を大量に廃棄して、水が汚染されても何とも思わない。セーヌ川をはじめとするフランスのあらゆる大河の水には、大量の合成化学物質が含まれている（注7）。ムール貝は海水をろ過して微生物や有機物の微粒子を食べているが、フランス北西部の港町のル・アーヴルでの調査によると、三百グラムのムール貝にはなんとピル一錠分の女性ホルモン（エストロゲン）が含まれているという（注8）。魚類や両生類の「メス化」が進んでいるのも、こうした合成女性ホルモンのせいだとされている（注9）。そして農薬メーカー（つまり、製薬会社と同じように、アグリビジネス企業グループの子会社）は、農薬

【注4】"Vaste fraude sur le marché américain du poisson", *Le Monde*, 24-25 février 2013, p.6.

【注5】現代の工業化した社会において、集約農業とアグロインダストリーは少なくなりつつある水資源を濫用している。その一方で、多国籍企業は水資源を私有財産化し、経済財として利用して利益を得ており、その市場価格も需要と供給の法則にのっとって高騰しつづけている。（CETIM（欧州・第三世界センター）、www.cetim.ch, 2014）

【注6】ジル＝エリック・セラリーニの次の著書も参照：*Nous pouvons nous dépolluer !* (Josette Lyon, 2009)

【注7】Goullé *et al., Bull. Environ. Contam. Toxicol.*, 89 (6), 2012, p.1220-1224 ; Saussereau *et al., Bull. Environ. Contam. Toxicol.*, 91 (2), 2013, p.171-176. Travaux de J. Spiroux de Vendômois, président du CRIIGEN.

【注8】F. Leboulenger, écotoxicologue marin, déclaration au Premier Congrès européen sur les pathologies environnementales, rapportée dans *Le Quotidien du médecin*, 15 octobre 2009. 参照：Minier *et al., Mar. Env. Res.*, 50 (1-5), 2000, p.373-377.

【注9】参照：Hecker *et al., Res. Environ. Contam. Toxicol.*, 187, 2006, p.103-131.

の処理コストをかけずに、飲料水を「消毒」するという名目でわたしたちに水道料金を支払わせている。

ドゥーズレ　こうした企業は、水を採取して浄化する技術の特許さえ取っているらしいね。自分たちだけで水資源を独占するためだ。とくにカナダでは、汚染が進んでいる五大湖の水を汲み上げて浄化することで、数億人を相手に水ビジネスを行なっている（注10）。民間企業が公共財産を独占するなんて許せないよ。

いまや石油と化学はあらゆるところに進出している。たとえばニンジンひとつにしても、大手種苗メーカーによって種子が「改良」され、その品種が法によって保護されるところから、最終的にぼくたちが調理するまで、ずっと石油産業と化学産業が関わっている。

セラリーニ　まず、農薬をつくるのに石油が、肥料をつくるのに合成化学物質が使われる。畑を耕すためのトラクター、農薬を散布するためのヘリコプターや小型飛行機の燃料にも石油が使われる。収穫されたニンジンを運ぶにはプラスチックケースが使われる。それをコンテナに積んで外国へ輸送する飛行機や船の燃料も石油からつくられる……。

ドゥーズレ　企業にとっては、ニンジンを加工工場へ輸送するのに有害物質をどれだけ生みだすかより、そのための人件費や関税のほうに関心があるらしい。

そのニンジンを加工食品として小売店のショーケースに並べるには、さらに合成化学物質に頼らなくてはならない。おいしそうに見せたり（着色料）、日持ちさせたり（保存料）、うま味を足したり（うま味調味料）、保水によって量を増やしたり（増量剤）……。しかもこれらをできるだけ低コストで済ませようとする。消費者の健康や環境については何も考慮していない。そのよい例がパーム油だ。ソースを乳化させ、ボリュームを出すために使われる。増量のためにリン酸塩が使われることも多い。健康に悪いし、自然な味を殺してしまうけれど、保水性が高まるので重宝されている。

セラリーニ　増量している食品には具体的にどういうものがある？

ドゥーズレ　たとえば、スーパーで売られている「フォワグラムース」。わずかなフォワグラ（ガチョウやアヒルの肝臓）にほかの脂を混ぜたものを、大豆レシチン（たいていはＧＭＯ）にたっぷりの水を加えたものなどで乳化させて増量しているんだ。そういえば以前、既製品のチェリーシャーベットを一リットルぶん溶かしてみたけれど、ぼくがつくったシャーベットのほうが実際の量は三分の二以

【注10】クリージェンのメンバーであり、ケベック大学モントリオール校教授のルイーズ・ヴァンドゥラックが率いる「オー・スクール」をはじめ、多くの環境保護団体がこの件を憂慮している。

上多かった。メーカーは合成化学物質を使ってなるべくたくさんの空気を含ませて、ほんの少しの材料を大きく膨らませているんだ。アイスやシャーベットは「質量」（グラム）ではなく「体積」（リットル）で売られているからね。一リットルのアイスを買った消費者は、五百ミリリットルの空気にお金を支払わされているんだ。まったく見事なごまかし方だと思わないかい？

セラリーニ　包装材の大きさや重さにもまんまとだまされてしまうよ。あらかじめ包装された食品を買うと、中身と包装材の重さがほぼ同じということがよくある。とくにひどいのが缶詰だ。ビスケット類もたいていはプラスチック製の包装材で三重に包まれている。合成樹脂でコーティングされた紙箱にプラスチックケースが収まっていて、さらに透明フィルムで個別包装されている。ニンジンもプラスチック製の箱や袋に入って売られている。こうしたプラスチック製の箱には、カラーインクが素材にきちんと定着するようポリ塩化ビフェニル（ＰＣＢ）が使われている。これを燃やすと有毒なダイオキシンが発生するんだ。ビスケットを包んでいる透明フィルムにはフタル酸ビス（ＤＥＨＰ）やビスフェノールＡが含まれているが、いずれもエストロゲン（女性ホルモン）と同じ作用を持つ内分泌かく乱物質とされている。ビスフェノールＡはレシートなどの感熱紙にも使われている。近年、ＥＵでプラスチック包装削減に関する規制ができたのは喜ばしいことだが、この動きはなかなかほかの国々にまで広まっていない（注11）。だがせっかくこうした削減戦略を行なっているにもかかわらず、スーパーなどの大型店では、商品を特価でロット売りするなどの販売促進キャンペーン用に別のプラスチック包装を使っている。まったく何をしているんだか。

ドゥーズレ　ニンジンの缶詰の内側のコーティングにはビスフェノールAが使われていて、中身には保存料としてリン酸塩が入っている。さまざまな種類のパッケージが大量に使われているけど、たいていは不要なものだ。小売りされるニンジンが入っているプラスチックの箱や袋は紙袋で十分だし、これならすぐにでも実行できるのに。プラスチックゴミは自然のなかにも散乱している。とくにひどいのが発展途上国だ。すでに先進国並みの消費社会になっているというのに、生分解性ではない廃棄物を処分するための規制がまだ整っていない。リサイクル施設が全然足りていないんだ。だがこれは、こうした発展途上国以外の国々でも同様だ。

しかもこうしたプラスチックゴミの大半は目に見えない。自然の力で顕微鏡サイズの細かい粒子に分解され、海岸の砂などにまぎれてしまう。このいわゆる「マイクロプラスチック」は世界じゅうどこにでも、たとえ人間がひとりもいないところにさえ存在する。マイクロプラスチックによって「七番目の大陸」が形成されるほどだ。海に浮遊したり漂流したりしているゴミの九〇パーセントはプラ

【注11】　二〇一五年、フランスで、食品や飲料に接触する材料や塗膜へのビスフェノールAの使用が禁止されるなど、規制が厳格化された。また二〇二〇年、EUで、感熱紙へのビスフェノールAの使用が全面的に禁止された。

スチック製で、自然に化学分解されるのに五百年から千年かかるという。実はこうしたゴミが、北太平洋のカリフォルニアからハワイに至る海域に大量に集まっている。太平洋を循環する海流に引き寄せられて、フランス国土の五倍の広さに相当する三百五十万平方キロメートルのエリアで「ゴミの渦」を形成しているんだ。この「ゴミベルト」は、一九九七年、海洋研究家のチャールズ・ムーアによって発見された。深さは三十メートルあって、一平方キロメートル当たり五キロのプラスチックゴミが集まっている。これらおよそ一万七千五百トンものゴミは、この海域に到着したときはまだ大きさがバラバラだったけど、太陽光によって微小粒子のマイクロプラスチックに分解された。光が反射してキラキラ光るマイクロプラスチックは、小魚がプランクトンと間違えて飲みこんでしまう。こうしてプラスチックは食物連鎖に入りこむ。バイオメディカル研究を行なっているスクリプス研究所の調査によると、北太平洋の魚の三〇パーセントがマイクロプラスチックを摂取しており、これは年間二万四千トンに相当するという。すでに海洋生物の二百六十七種が影響を受けていて、毎年百万羽の鳥類、十万頭の海洋哺乳類がマイクロプラスチックを飲みこんだせいで命を落としている。

セラリーニ　アグロインダストリーは、あらゆる方向からわたしたちを合成化学物質で汚染させる。わたしたちが購入して捨てたプラスチックを、海産物経由で摂取させているんだ。

ドゥーズレ　このプラスチックの「七番目の大陸」は、過剰消費社会が生んだ鬼っ子だよ。そして、スーパーマーケットなどの大型店がこの社会の女王だ。レジ袋を無料で配布するのをやめる代わりに、店のロゴ入りの大きなプラスチック袋を有料で販売しているんだからね。これでこの問題が本当に解決すると思うかい？

セラリーニ　アグロインダストリー業界のニンジンは、「改良」された種子の開発からスタートして、さまざまな加工製品になってゴールを迎える。あとはしっかりと宣伝してたくさん売るだけだ。こうしてニンジンの加工食品は、生分解性ではないカラフルなポスターで宣伝され、たくさんのプラスチック製販促グッズで彩られる。冷蔵や冷凍のためにも燃料が必要だし、ショーケースは過剰なライティングで照らされる。

ドゥーズレ　消費者の興味をそそるためのコマーシャルもつくられる。

ある調査によると、年間ひとり当たりの食品を生産、加工、輸送、宣伝するのに使われる石油は「少なくとも」千五百リットルなんだそうだ（注12）。「少なくとも」と言ったのは、この数値には「外部

【注12】 Michael Ruppert, *Crossing the Rubicon : the Decline of the American Empire at the End of the Age of Oil*, New Society Publishers, 2004.

不経済」化されたコスト、つまり環境と人々の健康に対する損害は考慮されていないからだ。

セラリーニ　アグロインダストリー業界でニンジンの加工食品がつくられるには、こうしてたくさんの合成化学物質が使われている。自然な生命循環とは大違いだ。プラスチック容器に包まれた加工食品では、なんと一カロリーぶんにつき少なくとも十カロリーぶんの石油（再生できない化石燃料）が消費されている**（注13）**。こういう食品を食べる行為は、大量の化石燃料を消費し、大気中にものすごい量のＣＯ２を排出するシステムに加担しているのと同じことだ。どうせニンジンを食べるなら、日の光をたっぷり浴びて自然に育ったものを、収穫してすぐに生のままかじったり、新鮮なうちに調理したりするほうがずっといい。こういうニンジンは、加工されたニンジンとは正反対に、畑で育っている間に大気中のＣＯ２を吸収している。

ドゥーズレ　こういう話を聞くと、誰もが自分で野菜を育てたくなるんじゃないかな。ましてや料理人なら菜園を持っているほうが絶対いいよ。すべての野菜を自分でつくるのは無理だとしてもね。

【注13】　Philippe Desbrosses, *Manifeste pour un retour à la terre*, Dangles, 2012, p.58, et *Guérir la terre* (collab.), Albin Michel, 2010.

第４章　衛生化学の必要性

セラリーニ　きみの菜園の野菜が香り高くておいしいのは在来種だからかな？　それとも有機栽培されているからかな？

ドゥーズレ　どっちもだよ。ココペリという伝統野菜専門の種苗業者から、いろいろな在来種のタネをもらっている。おいしい野菜のタネがどっさりあって、一生かかってもつくりきれないくらいだ。自然に限界はないんだろうね。ココペリは大手種苗メーカーから目の敵にされている。扱っているタネを「野菜の種子・品種公式目録」に登録していないことで起訴されているんだ。

セラリーニ　「目録」に登録するには莫大な費用がかかるからな。専門家と政府の代表者によって構成される検査機関、「品種・種子の研究・検査グループ」（ＧＥＶＥＳ）が実施する農学試験にパスしなくてはならない。作物のサイズ、色、重さ、栽培に適した土壌、収穫時期、種子の形などを調べて、同じ特徴の作物を安定して供給できるかどうかを評価するためだ。だが、この試験の費用は品種ごとに六千ユーロから一万ユーロ（およそ八十万円から百三十万円）かかる。小規模の業者には負担が大きすぎる。それに、在来種は不安定だから、同じ特徴の作物を一度に大量につくるのには向いていない。せっかく試験を受けても合格する可能性は低い。こうして標準化は独自性を殺してしまうんだ。

ドゥーズレ　でもぼくのレストランでは、こういう野菜を使ってつくった料理こそがお客さんに喜びと驚きを与えているよ。さらに有機栽培をして手間ひまかけて育てれば、野菜の個性とおいしさを最大限に引きだすことができる。こういう野菜にはグルタミン酸ナトリウム（注1）なんて必要ない。

セラリーニ　生物学上でも、合成化学物質を使うと植物が衰弱することはよく知られている。抵抗力が弱くなり、虫の被害を受けやすくなるんだ。化学肥料を与えれば早く成長するが、香りがしない野菜になる。前にも話したように、わたしたちの味蕾はこうした香りによって刺激を受けている。大量生産された画一的な野菜は味や香りがしないので、きみが言うようにグルタミン酸ナトリウム、あるいは人工甘味料のアスパルテームに頼らざるをえなくなる。確かに味は濃くなるが、代わりに「見えない毒」に侵される。実は農薬には独特の匂いがあって、調香師のように嗅覚が鋭い者なら野菜に農薬が使われているかどうかを識別できる。ル・アーヴルの工業地帯には多くの工場が建ち並んでいて、大気中に合成化学物質の廃棄物を排出している。この町には「調香師」ならぬ有害物質の「匂いハンター」がいて、異常な匂いを感知したら工場のろ過装置が故障している可能性があると市の当局や住民に知らせているんだ。

ドゥーズレ　そういう活動をきっかけに、衛生化学が発達していくことを願うよ。保健所のスタッフは、レストランの棚の上に埃が溜まっていないかを調べるより、食品が合成化学物質に汚染されていないかを調べてくれればいいのに。人々の健康のためにも、そして料理人が安心してしごとをするためにも、そのほうがずっと有意義だよ。

セラリーニ　テクノロジーの発展に伴って有害物質の種類は多様化しているから、衛生検査方法も進化しなくてはならない。今のところ、保健所がチェックしているのは細菌汚染だけだ。こういう衛生

【注1】　グルタミン酸ナトリウム（EUの食品添加物分類番号：E621）は、有名チェーン店のハンバーガー、ポテトチップス、大量生産される菓子類など多くの食品に添加されている。食品の味の感じ方を変化させ、人工的に食欲を促進させる。とくに子どもに対して大きな弊害をもたらし、糖尿病、神経の興奮をもたらす。製品の材料表示をよく読むことを勧めたい。日本では「調味料（アミノ酸）」として表示されている。いわゆる「うま味調味料」。

検査は、いくつものプロセスを経て食品を生産しているアグロインダストリー業界の現場には確かに有効かもしれない。だが、小規模で職人的なしごとをしている生産者のしごとには向いていない。生産方法がどんどん画一化されていってしまう。

ドゥーズレ もちろん、細菌汚染は急性で重篤な食中毒を起こす危険性があるから、料理人も気をつけなくてはいけないけどね。

セラリーニ そのとおり。これは二〇世紀の医療と食品における基本知識だ。十九世紀末にパスツールがワクチンと低温殺菌法を開発し、一九二〇年代にフレミングが抗生物質（ペニシリン）を発見している。確かにワクチンや抗生物質の使用には、過剰摂取による弊害のせいで医師や患者の間に多くの反対派がいるのも事実だ。だがわたしたちはこれらの発見のおかげで、清潔な環境で生活して、感染症から身を守る手段を身につけることができた。出産時の新生児や出産後の乳児の死亡率も低下し、平均寿命も大幅に延びた。

地球上に生命体が誕生して間もなく現れた「微小な生物」、つまり微生物がわたしたちに病気をもたらすと理解するのに、人類は二世紀以上かかったんだ。それ以来、病気の原因は大きく二つに分類できると考えられてきた。微生物（細菌、寄生虫、ウイルスなど）感染、あるいは遺伝性のどちらかだ。合成化学物質の毒性は考慮されていなかった。だからこそ、今も衛生検査の対象とされるのはこうした「生物」だけなんだ。

だが、加工食品を扱う業者の間では、徐々に「遺伝子衛生検査」も行なわれるようになってきた。製品の原材料表示に記されている食材以外のDNAが混入していないかを調べる検査だ。この技術自体は一九九〇年代はじめにすでに開発されていたが、商取引において実際に使われるようになったのはごく最近だ。ただし、違うDNAが混入していたからといって、それ自体が毒性を示すわけではない。あくまで毒性検出の目安になるだけだ。わたしたちは毎日、生物の細胞に含まれるDNAを食べている。遺伝子衛生検査をすれば、そのDNAがどの「種」のもので、さらにはどの「個体」のものかも調べられる。科学警察が犯罪者を識別するのに行なうDNA型鑑定と同じだ。同様に、そのDNAがGMOかどうかも調べられる。農薬が使われているかどうかまではわからないが、GMOかどうかがわかれば十分だ。前に話したビーフラザニア馬肉混入事件も、まさにこの検査のおかげで発覚した。例の乳化によって増量された「フォワグラムース」も、もしガチョウやアヒルの代わりにシチメンチョウが使われていれば、この検査で一発でわかる。希少になりつつあるマダラの代わりにシロイトダラ（よくフィッシュフライにされる魚）で塩ダラがつくられていてもすぐにわかる。

ドゥーズレ　だから加工製品は避けるにこしたことはないんだよ。でもアラン・デュカスによると（注

2)、フランスのおよそ十五万軒のレストランの四分の三近くが、加工食品を使って料理をつくっているらしい。どうやら「レストランのオーナーシェフ」を名乗る者たちに、いまや本物の料理人はあまりいないようだ。そういう人たちは、食品を温め直したり、店内の衛生管理をしたりしているだけなんだ。まあ、料理学校で最初の数年間に習うのは確かにそういう技術なんだけどね。

「レストラン」という単語はフランス語の「レストレ」という動詞から来ている。英語の「レストア」で、語源はラテン語の「レスタウラーレ」だ。十二世紀に生まれたことばで、当時は「元の状態に戻す」「回復させる」という意味を持っていた。その後、十六世紀初めに「食」に関わることばとして使われはじめ、「体力を回復させる食品」を意味するようになった。ぼくはこの意味がすごく好きだし、レストランはそうあるべきだと思っている。古代ギリシア時代の医者、ヒポクラテスは「食事だけが唯一の薬であるべきだ」と述べている。ところが、現代の医者はそれを忘れがちだ。病院は、薬はたっぷり処方するのに、入院患者に提供される食事の質の低さときたら……。あんな料理を出されて、患者が本当に健康と生きる喜びを取り戻せると思うかい？

セラリーニ　十六世紀以来、「レストラン」から「体力を回復させる食品」という意味は消えてしまったのかい？

ドゥーズレ　十七世紀中頃、「レストラン」は「肉汁からつくった滋養強壮スープ」を意味するようになり、十八世紀中頃からはそういうスープを提供する店を指し示すようになった。ところが今では、「体力を回復させる」というもともとの役割を意識している「オーナーシェフ」はほとんどいない。でも料理人は少なくとも、自分の料理でお客さんに喜びを与え、害を与えないよう気を配らなくてはならないはずだ。グランシェフと呼ばれる一流料理人の多くはそう心がけているし、むしろそういう原点に回帰している料理人は増えつつある。それなのに、ほかの料理人は慢性疾患の広がりに加担すらしている。料理教室や公開レシピで平気で化学調味料の使用を勧めているのだから……。そうした製品が規制当局によって承認されている事実だけをやみくもに信じて、毒性の疑いについては調べようともしない。もしきちんと調べていたら、美食を象徴する者として、教室の生徒やレシピの読者に対して少なくとも気をつけて使うよう注意を促すはずだよ。第一、創造性さえあればあんなものに頼らなくても済む。

セラリーニ　失礼を承知で言わせてもらうと、かつての料理人たちはみんなそうだったんじゃないかな。

【注2】 *Le Monde*.fr, 5 juillet 2013, cité par Angela Bolis.

ドゥーズレ　料理人もそうでない人たちも、今こそ本物の料理を取り戻すべきだ。なるべく農薬を使わないでつくられた、新鮮な地元の食材を使う。どこでどうやってつくられたのかよくわからない、添加物がごっそり入っていて、さまざまな材料を細工して組み合わせた「インスタント食品」は決して使わないことだ。

第5部

生産性か、
それとも安全性か

第1章　現代のフランス料理

セラリーニ　人間社会において、食事はもっとも大切な活動のひとつだと思わないかい？　友人同士、家族、スポーツチームなど、あらゆる共同体の絆は食事によって支えられている。人類が火を使いはじめたのはおよそ八十万年前だけど、食事のためにわざわざ時間を割くようになったのは今から一万千年前、トルコの肥沃な土地に定住して農耕をはじめてからだ。以来、調理をしたものをみんなで食べる行為は、集団生活をする人間にとって重要かつ必要なものになった。

ドゥーズレ　いや、違うよ。人類が農耕生活をはじめる前、狩猟採集社会にも祝宴と思われる食事の痕跡が残っているじゃないか。フランスのアルデシュ県にあるショーヴェ洞窟で見つかった三万五千年前の壁画には、当時狩られたらしい動物が描かれている。

セラリーニ　当時のヒト科動物の歯の成分に関する近年の研究によると、彼らは植物と腐肉を両方食べていたか、あるいはほぼ肉食だったか、いずれかにはっきりと分かれるらしい（注1）。だがどちらの場合も、狩りで獲物がとれたときはお祭り騒ぎになったようだ。新鮮でおいしい肉が食べられるからね。

ドゥーズレ　人類は定住するようになって、ナイフ、まな板、スプーンなどの調理道具を発明した。でも調理技術自体は、二百万年前の旧石器時代にすでに発明されていた。地面に穴を掘って水を入れ、熱した石と野菜を投入してスープをつくっていたんだ（注2）。

セラリーニ　調理道具は、時代が下って他民族との交流が進むにつれてどんどん進化していった。古代ギリシア時代には、穀物やワインを運搬したり保存したりするための道具（アンフォラ）も発明された。だが、食事の仕方は今もむかしも変わらない。料理はいつの時代もみんなで分かち合うものだ。家族や共同体の生活の核となるのが食事なんだ。

【注1】Travail des équipes de Vincent Balter (CNRS-ENS-université de Lyon) et de José Braga (CNRS-universités de Toulouse et Strasbourg).

【注2】Henriette Parienté et Geneviève de Ternant. *La Fabuleuse Histoire de la cuisine française*, ODIL., 1981.

ドゥーズレ　食材を集め、調理し、貯蔵し、運搬する方法は、その社会の特徴をよく表している。今でも人間はあちこちへ移動しながら、自らが属する共同体ならではの食材を販売したり、料理のノウハウを教えたりしている。

セラリーニ　文献などを通じて古今東西の調理法があちこちに伝えられ、普及し、複雑化していくことで、料理や食事は人間社会を象徴するようになった。かつて調理は、栄養を摂るためだけでなく、病を治すためのものでもあった。中世にはあちこちで薬草が販売され、料理と医療の両方に使われていたが、多くのレシピは秘伝とされた。解毒剤、滋養強壮剤、急性毒薬、慢性毒薬などの調合法は、古代から綿々と伝えられている。とくにフランス王政下、調理師と薬剤師はほぼ同じしごとに携わっており、人々は長生きをするために彼らの助言を求めた。

そして十七世紀、ルイ十四世統治下の宮廷で毒殺事件が多発する（注3）。料理に毒薬を混入させれば誰にも気づかれずに人を殺せると知った貴族たちは震え上がり、身近にいる人間を疑うようになった。ある意味でこれは化学物質の有害性への関心が高まった、歴史上最初の出来事だったと言えるだろう。その後の細菌感染症の予防・治療法の発達によってすっかり忘れられてしまったが……。

一六八〇年頃、パリとその近郊では、魔女、錬金術師、魔術師と呼ばれる者たちに調合してもらった霊薬を料理人に託し、食事に数滴ずつ混入させて、近親者を治療したり、逆に権力者を毒殺したりする人たちが増えたんだ。これは現在の状況とちょっと似ていると思わないか？　言ってみればわたしたちも、慢性毒薬が混入された料理を日々食べさせられているようなものだ。自然のものではない、意図的に改変された食品によって、わたしたちの健康が脅かされている。とくに被害に遭いやすいのは、低価格で低品質の食品を選ばざるをえない貧しい人たちだ……。さて、料理の進化の話に戻ろうか。

ドゥーズレ　ルイ十四世統治下では、パーティー、宴会、祝宴がしょっちゅう催されていたんだ。料理が芸術になった時代だ。当時、宮廷の行事における食事の重要性はとても大きくて、魚介類の配達が遅れただけで自殺してしまう料理長（コンデ公付の料理人のフランソワ・ヴァテール）がいたほどだった。

セラリーニ　当時の宮廷の豪華で装飾的な料理が、戦後に発達した高級フランス料理のベースになったんだろうか？　むかしの静物画に描かれているように、横たわったキジの隣にジビエ料理を並べたりする料理だ。

【注3】 Jean-Christian Petitfils, *L'Affaire des Poisons*, Perrin, 2013.

ドゥーズレ　きっと何らかの影響はあるだろうね。でも、直接的な起源は別のところにあると思う。一般的にはそう考えられているし、ぼく自身もそういう認識だ。現代のフランスのガストロノミー（美食）文化は、ぼくの生まれ故郷であるリヨンで生まれた。いわゆる「メール・リヨネーズ（リヨンの母）」の料理だ。家庭的で、伝統的で、大衆的だけど、ひとつ一つが丁寧につくられていて、質が高く、手がこんでいて、とても豊かな料理だ。代表的なものに、豚皮ソーセージのレンズ豆添え、クネル（魚のすり身をオーブンで焼いた料理）、ポトフ（牛肉と野菜の煮こみ）、ワイルドマッシュルームとハーブ入りオムレツなどがある。ブルジョワ階級の雇われ料理人だった女性たちが独立し、家庭料理とブルジョワ料理を融合させた食事を自らの店でふるまうようになった。その「メール・リヨネーズ」たちが次世代の弟子たちに自らの技術を伝授し、そのうちの何人かがのちに有名シェフになったんだ。とくにトロワグロ兄弟、ポール・ボキューズが有名だ。彼らは豪華で複雑な宮廷料理の技術を使いつつ、現代人の味覚に合うようにより繊細で軽めに仕上げることで、新しいタイプの宴会料理を創造した。

フランスの美食文化をリードしたのがポール・ボキューズだ。その一方で、彼はこの半世紀における食品の工業生産化と密接に関わってきた料理人のひとりでもある。ウイリアム・ソラン社（注4）のレトルトや缶詰など、インスタント食品とコラボしたはじめての料理人のひとりなんだ。一九八七年に料理コンクールの「ボキューズ・ドール」を創設し、一九九〇年代にレストランガイド『ゴ・

エ・ミヨ』で「今世紀最大のシェフ」と呼ばれたことで、まさに彼自身が「ブランド」になった。でも、インスタント食品と提携した一流シェフはほかにもたくさんいる。

インスタント食品に一流シェフの名前が入ることで、高級感という付加価値がつけられる。有名人の顔写真入り缶詰は、一般市民にささやかな夢を与えるために消費社会が生みだした製品だ。でも当然のことながら、あれほど手間ひまがかかる高級料理を、原価が安い工業製品で再現できるはずがない。しかも、ガラス製でもない限り、容器からは有害物質が溶けだしている。

もちろんポール・ボキューズは、その職人芸、人間としてのアウラ、多くの料理人を育てた功績によって、「ガストロノミー界の教皇」と呼ばれるにふさわしい人物だよ。次世代のグランシェフであるアラン・デュカスは、ボキューズを「世界の料理界でもっとも多くの功績を残したリーダー」と呼んでいる。ボキューズのかつての弟子であり、現在はリヨンでレストランを経営しているピエール・オルシも、ボキューズの精神を引き継ぐ料理人として知られている。ボキューズは、そのごくありふれたファーストネームに敬称をつけて「ムッシュー・ポール」と呼ばれているけれど、料理業界では世界じゅうどこへ行ってもこれだけで誰のことかわかってしまう。ただし、フランスのガストロノミー文化がこれほど世界で台頭できたのは、この国のたぐいまれな多様性のおかげであることも忘

【注4】　一八九八年創業、フランスの老舗食品メーカー。フランス伝統料理の缶詰、レトルト食品で有名。二〇一八年に同業のコフィジェオ社に買収された。

れてはいりない。土壌、地形、気候などの自然環境が豊かだからこそ、フランス料理は発達したんだ。植民地化された国々の文化もそこに大きく貢献している。現地の製品の輸入、資源の強奪、そして現地の調理法、治療法、生産方法、加工方法などのノウハウの習得といった植民地主義の産物が、フランス料理の多様性に一役買っているのも事実だ。料理はいつだって時代を反映しているんだ。

セラリーニ　戦後の高度経済成長期を言い表す「栄光の三十年間」は、フランス料理界においても象徴的なことばだったんだな。だが、環境面ではむしろ「最悪の三十年間」だった。あらゆる物資が不足していた戦時中から、一転して生産性のみを追求する経済成長期に突入し、自然破壊や廃棄物の問題はまったく考慮されなかった。アグロインダストリー業界に莫大な補助金が支給され、食肉の消費（ブタやニワトリの集約畜産方法が開発された）が過剰なまでに奨励され、化学製品のために大々的な宣伝が打たれた。

ドゥーズレ　女性が外で働くようになって、キッチンに長時間立たずに済むアイテムが次々と登場したよね。缶詰、合成保存料、合成着色料、成長ホルモン剤を投与されて丸々と太った鶏肉、スーパーマーケット、そして少し遅れて電子レンジ……。こうした近代的なツールを当時はみんなが喜んだ。フィンダス社が魚のフライやラザニアなどの冷凍食品をどうやってつくっているかなど、誰も気にしていなかったんだ。でも進化の裏には必ず別の顔がある。もたらされる弊害、食品に関わる不正、健康被害などについて、かつては誰も考えていなかった。ただ、この「栄光の三十年間」でも、ガストロノミー界ではまだ品質が高い食材を使っていたけどね。

セラリーニ　だが今は違う。少なくともすべての料理人がそうではない。有名グランシェフによって催されるＧＭ作物の講習会では、多くの料理人が「新しい味の探求」に夢中になる。ＧＭ作物を育てるのにどれだけの農薬が使われるか、その加工製品にどれほどの合成化学物質が含まれているかなど、誰も気にしない。ＧＭ作物が料理にもたらす可能性ばかりを期待して、環境や健康へのリスクにはほとんど関心を抱かない。オリジナリティのある料理をつくらなくてはならないという強迫観念にとらわれて、安全性試験を行なっていない人工着色料さえ平気で使おうとする。

ドゥーズレ　有名シェフだけでなくごくふつうの料理人でも、競争意識、思い上がり、もうけ主義、無知などから、有害物質を平気で使うようになった。食品添加物の毒性を理解していないんだ。二酸化チタン、ナノ粒子、アジュバント、農薬、ＧＭ作物、工業製品のための保存料や増量剤……その最

【注５】　二〇〇八年、イスラエルの研究所で異種交配によってつくられた、羽のない鶏。皮下脂肪が少ないので早く成長し、羽をむしる手間が省かれるとされる。

たるものが、処理が簡単で料理人にとっては便利な「羽なしチキン」だ（注5）。

二酸化チタン（E171）については、食品添加物（白色着色料）として認可されているからと、グランシェフをはじめとする多くの料理人が盲目的に使用している。あの天才パティシエのピエール・エルメでさえ、看板商品のマカロンの表面を純白に仕上げるのに使っているらしい。本人の著書にそう書いてあったよ（注6）。高級スイーツだけでなく、工業生産されるチーズにも使われている。二酸化チタンは免疫抑制作用があって、発がん性と遺伝毒性（DNAを損傷させる）の疑いがある物質だ。ナノ粒子状で使用される場合が多く、生体組織を通過して脳や睾丸にも入りこむため、菓子やチーズに使うのはもちろん肌に塗るのもよくないとされる。ところが、スキンケアクリームや乳幼児用の日焼け止めクリームにもよく使われている。

結局、料理人は、色が美しいから、舌触りがよいから、という理由だけでこうした製品を使っていて、それ以外についてはふつうの人たちと同じかそれ以上に関心がないんだ。菓子の表面のつや出しのために、石油由来のワックス、いわゆるワセリン（E905b）や、同じく石油由来の流動パラフィン（ミネラルオイル）を使う者もいる。炭化水素を熱分解させてつくるカーボンブラック（E152）は、食品としての使用は多くの国で禁じられている一方で、なぜかコーデックス委員会の国際食品規格（注7）では食品着色料として認可されている。かつてはクジラの皮下脂肪などから採取される鯨油（E909）が食用のワックスとして使われていたけど、生物多様性を損なうとして批判されたからね。

セラリーニ　合成着色料の多くは、採取や栽培が難しい植物由来の天然着色料の代替品としてつくられている。合成香料も同じだ。こうした化学物質をつくるには化学反応を起こす必要があるが、その過程で有害な残留物が生成されることが多い。

ドゥーズレ　お客さんの「体力を回復させる」ために、質のよい料理や菓子を提供すべき料理人やパティシエの多くが、食材をきちんと管理できなくなっている。当局による承認を盲目的に信頼しすぎるせいで、人々の健康を危険にさらしているんだ。現在、料理はちょっとしたブームになっていて、世界じゅうどこでも料理番組がブレークしている。こうしてもてはやされた料理人が、他人とは違うことをしてやろうと意気ごんだあげく、道を誤ったり、本質を見失ったりしてしまう。「レストラン」とは何かというそもそもの役割を忘れてしまうんだ。

世界のガストロノミー界でもっとも権威ある賞のひとつが「ボキューーズ・ドール」だ。テレビ中継もされているこの料理コンクールの、とくにアメリカ国内予選のようすを伝える番組は、ちょっとし

【注6】　Pierre Hermé, *ph10 : pâtisserie*, Agnès Viénot, 2005, p.400.
二〇二〇年一月より、フランスでは「二酸化チタンの発がん性リスクに対する疑いを排除する新たな情報がない」として、食品添加物としての使用が禁止された。日本ではいまだに多くの食品に使用されている。

【注7】　大手食品メーカーとの交渉で決められる国際的な食品規格。

たショーの様相を呈している。番組で使われる金箔が施された食器は、サラリーマンの年収を軽く超える高価な品だ。スポンサーのロゴ入りユニフォームを身につけた料理人たちは、さながら競技大会に出場するアスリート。お祭りのように大音響で音楽が鳴り響き、チームメイト同士が掛け合う声を妨げている。時間制限があるせいで、誰もがせき立てられてまったく余裕がない。テレビ向けにアレンジするために、通常とは違う調理手順を強いられる……。

ミシュランガイドの「星」も料理人をがんじがらめにする。「星」のために店の外観を飾りたて、高級食器やカトラリーを買いそろえ、スタッフの数を増やし（「星」を取るには、テーブル当たりの給仕数、ソムリエの常在などの決まりがある）……こうした制約のせいで、料理人は星を取ることだけを目標に据えたり、逆に「星なんかいらない」と突っぱねたりする。でもこれは「本質」と「形式」を混同してはいないだろうか？

もうひとつ、料理のあるべき姿から逸脱していると思われるのが、分子ガストロノミーだ。化学的なテクニックを駆使して、食味を食感や栄養分から分離させたり、素材の構成を変えたりしている。たとえば、亜酸化窒素ガスで食材をムース状にしたり、マイナス二〇〇℃の液体窒素で凍らせた食材を常温に戻して白い煙を立ち上がらせたり……つまり、食材の構造を破壊しているんだ。でもこれは、軽さや派手さが売りの「ファッションモデル」のような料理で、おいしいものをたっぷり食べてもらうという料理のもともとの本質を見失っている。かつて分子ガストロノミーを実践していた有名シェフのマルク・ヴェラは、今では「あれは間違いだった」と述べているよ（注8）。現在、ヴェラは自家菜園で野菜を育てたり、森で果実を採集したりしながら、ミネラルとビタミンがたっぷりの料理をつくっている。

分子ガストロノミーに勝るとも劣らず馬鹿げているのが「培養肉」だ。試験管内、いわゆる「インビトロ」で動物の細胞を培養させた「肉もどき」の研究が進められているらしいね（注9）。そのために世界じゅうで次々とプロジェクトが立ち上がって、たくさんの推奨者や出資者を集めている。畜産業の廃止や縮小を望んでいる動物愛護団体も出資していると聞いたよ。

セラリーニ　わたしたちも実験室で動物や人間の細胞を培養しているが、生きた組織をつくるためではなく、細胞に対する有害物質の影響を調べるためだ。これらの細胞はいずれも生存している動物や人間の臍帯や胎盤から採取している。胚を破壊しているわけではない。インキュベーター（培養器）を稼働させるには、大量の酸素、二酸化炭素（ＣＯ２）、牛胎児血清（ＦＢＳ）などの栄養剤を必要とする。培養肉の生産はちっともエコじゃないんだ。生産性だって従来の肉と変わらない。培養のためにはプラスチック容器、抗生物質、抗菌薬も大量に使われる。それで完成するのは、どろりとした

【注8】 Interview de Marc Veyrat par François Simon, *Le Figaro*.fr, 30 août 2013.
【注9】 "La viande *in vitro*, cuisine cellulaire", *Le Monde*, 23 juin 2012, p.2.

煮詰めたスープのようなものだ。

ドゥーズレ それを食品として製品化させるには、「足場」と呼ばれる繊維を加えなくてはならないんだよね。また、こうしてできたものが本当に有害でないかどうかは、通常以上に厳格な安全性試験を行なわなくてはならない。ぼくはこの「培養肉」研究は愚策だと思う。従来の畜産業でも、苦しみを伴わない自然なやり方で、「種」と個体と生物多様性を尊重しながら営むことはできるはずだ。

セラリーニ 似たようなケースだと、現在、大腸菌を使って合成した遺伝子組み換えタンパク質で人工飼料がつくられている。あまり知られていないが、アグロインダストリーにとっては非常に収益性が高いので、ごくふつうに行なわれているんだ。こうしたGMタンパク質は、家畜用の顆粒状飼料に使われている。わたしはかつてフランス農業省のために、この手の製品の安全性評価をしたことがあるんだよ。

現在、クローン家畜の肉を表示義務を伴わずに販売してよいかどうか、議論が行なわれているところだ。GM作物と同様に、このケースでも健康への長期的な影響を調べる必要がある。だが、メーカーと癒着している「専門家」たちはこうした試験を行なうのに反対しているんだ。

ドゥーズレ　農家は家畜によって支えられているんだ。とくに中小規模の有機農家で家畜はさまざまな役割を果たしている。野菜の栽培には家畜の堆肥が使われるし、牛が野山を歩いて草を食べれば牧草地がつくられる。田舎のほうでは、家畜を生活の糧にしている農家も多い。

セラリーニ　それこそまさに、生態系を守りながら持続可能な農業を行なう「アグロエコロジー」だ。そういえば、星つきシェフに高品質の食材を卸しているアグロエコロジー農家がかなりいると聞いたよ。創造性を追求しつつ、忘れられた自然の味や香りを取り戻そうとする料理人もいるんだね。

ドゥーズレ　そうなんだ。ガストロノミー界では、料理の本質に回帰するグランシェフが増えてきた。リヨン近郊で三つ星レストランを経営するレジス・マルコンは、地産地消と環境保護をモットーにしている。地のものにこだわって、近場で収穫したキノコ（なんとデザートにも使用しているんだ）、近隣の草原に咲く花、「ファン・グラ・デュ・メザンク」など近郊の小規模畜産農家で生産されるブランド牛、地元産の仔牛肉や仔羊肉などを使っている。パリの三つ星シェフ、アラン・パッサールも、田舎にある自家農園で育てた有機野菜を使っている。アルルに店を構えるジャン＝リュック・ラバネルは、オーガニック食材に特化したレストランとしてはじめてミシュランの星を獲得した。さっき話したマルク・ヴェラも、地場産の新鮮な食材やオーガニック食材を使いつつ、可能な限り自分で野菜も育てている。最新の調理法をいろいろ試した結果、やっぱり本当においしいのは食材にこだわった料理で、化学の力で演出された料理ではないと気づいたんだ。

セラリーニ　高級食材についてきみはどう思う？　フォワグラ、オマールエビ、キャビア、トリュフ……あるいは、黒トリュフを挟んだチーズの「ブリア・サヴァラン・ア・ラ・トリュフ」とか。

ドゥーズレ　高級食材にも素晴らしい品質のものはあるよ。たとえ品質保証ラベルがついていなくてもね。こうした「高貴な」食材は、めったにない機会に食べる特別な料理に使われるべきだ。記念日などの祝宴で食されるのが望ましい。高級食材が日常化すると必ず品質が低下してしまう。こうした食材に伴う「希少価値」や「スペシャル感」も失われる。低価格で売られる高級食材は、エシカルでもサスティナブルでもない、有害物質をつくりだす方法で生産されている。第一、フォワグラをつくるのにわざわざカモやガチョウを強制肥育する必要なんてないんだ。これこそ間違いなく不当に動物の苦しみを増大させようとする行為だよ。

セラリーニ　加工されていない自然の食材の素晴らしさを再発見した料理人や消費者にとっては、まさに「オーガニックはオーガズミック」だろうね。これは、バルセロナの市場の看板に書かれていた格言だけど。

第2章　二つの世界におけるそれぞれの食品

ドゥーズレ　きみの言う「オーガニックはオーガズミック」じゃないけど、すべての食品にはその裏に哲学というか、「成長」や「進化」に対するポリシーが隠されていると思わないかい？

セラリーニ　ものを買う行為には、たとえことばにはしなくても、そして一見するだけではわかりにくくても、買った人の「世界観」や「ポリシー」が確実に表れている。さっきのニンジンの話をもう一度例にとってみよう。大量生産されたニンジンは、農場から工場へ輸送され、缶詰やレトルトに加工され、出荷されてスーパーなどで売られる。一方、たとえばアルデシュ県の泥の多い土壌で丹精こめて育てられたニンジンは、生産者から直接きみの店に届けられ、素材を生かした調理法でお客さんに提供される。前者のニンジンの場合、生産過程で大量のCO_2が排出される。後者の場合、CO_2排出量はほぼゼロか、畑で成長している間に吸収するのでマイナスになる可能性もある。

根菜類であるニンジンは、自然の有機物を循環させる役割を担っている。屑野菜をコンポストで堆肥にすれば、家庭の生ごみを減らすこともできる。一方、ニンジンを加工食品にする過程では、合成化学物質、医薬品、重金属などを含む産業廃棄物が大量に出る。こうした廃棄物は大規模農業のための化学肥料をつくるのに使われるが、自然界で循環されないので、一旦わたしたちの口から体内に入ると排出されずに蓄積されてしまう。産業廃棄物から化学肥料をつくるのは、土壌に不足するリンなどの成分を補うためとされるが、植物の多様性を損ない、水源を汚染するとして激しく批判されている（注1）。

大量生産されるニンジンは、集約農業、輸送、加工に対して補助金、助成金、特別手当などを支給され、さらに減税や免税の恩恵も受けられる。栽培されてから、缶詰、レトルト、冷凍食品などに加工されるまでに大量の石油を消費し、スーパーの店頭でプラスチック容器に入れられ、冷蔵され、照明が当てられることでさらに石油を消費する。地元の農家で有機栽培されるニンジンとは大違いだ。

ドゥーズレ　大量生産されるニンジンにかかるコストの大半は、ぼくたちの税金でまかなわれていて、製品に表示されている価格には含まれていない。こうした製品の実際の原価はものすごく高いの

【注1】 Nanzer *et al., Académie d'agriculture de France,* séance du 10 octobre 2012.

に、納税者の財布から支払われているから安くつくられているように見えるんだ。さらに、もしこれらの製品に長期毒性があるとしたら、そこに社会保険料も上乗せしなくてはならない。結局、農薬と合成化学物質を大量に使ってつくられたニンジン加工食品は、社会全体と消費者のいずれにとっても、表示されている価格よりはるかに高くつくんだ。有機栽培され、補助金ももらえず、あるいはもらえても微々たるもので、でも消費されるまでのルートが短いのでほとんど環境汚染もしていない、新鮮なニンジンとは大違いだ。

こうした隠れたコストは、一般の消費者や中小規模の農業従事者には一切還元されずに（たとえば、雇用支援やインフラ整備などには使われずに）、汚染物質をばら撒くアグロインダストリー業界だけを肥えさせている。彼らは自分たちではそのコストを支払うことなく、環境と健康に平気で損害を与えて、間接的にぼくたちの税金からお金を徴収しているんだ。なんといっても、各加盟国によって拠出されている共通農業政策（ＣＡＰ）は、ＥＵの予算の三五パーセントから四五パーセントを占めているんだから。この政策の恩恵を受けられるのは、たとえばイギリスやモナコなどの生産量が多い大規模農場ばかりだ（年間数十万ユーロを受給する生産者もいる）。

フランスの大手鶏肉加工メーカーのドゥー社は、十五年近くにわたって、主に輸出に対して十億ユーロ以上もの補助金をＣＡＰから受けとっている（注2）。これはぼくが暮らすこの南仏の小さな田舎町においても決して無関係な出来事じゃない。フランス各地の七百ほどの中小規模の養鶏場は、ドゥー社のような大手と契約して、狭い鶏舎に大量のニワトリを押しこめて抗生物質を投与して育てている。ここバルジャック村から数キロほどのところにもそういう養鶏場がある。こうして育てられたニワトリは、レトルトなどに加工された後で西アフリカのトーゴへ輸出されて二ユーロほどで売られており、そのせいで現地の鶏肉業者が破産の憂き目に遭っている。アフリカ諸国はぼくたちの税金によって食品業界の主権の一部を奪われ、EUの支配下に置かれている状況なんだ。

セラリーニ　CAPの助成金の八〇パーセントが農業従事者の二〇パーセントに支給されているが……。

ドゥーズレ　残りの八〇パーセントの農業従事者はごく小規模で、少ない収入の半分以上がCAPの助成金でまかなわれている場合も少なくない。丹精こめて野菜をつくっても、スーパーマーケットや農協による買取価格ではまったく見合わないんだ。こうした不公平さは、多国籍食品メーカー（ネス

【注2】　二〇一一年だけでも五千五百万ユーロ近い補助金を受けとっている。なお、二〇二〇年七月、ドゥー社は二〇一〇年から二〇一三年の間に不正に補助金を受けとった罪として（製品の水分含有量がEU基準に違反していた）八千万ユーロの返還と二百万ユーロの罰金を、ナント行政控訴院から命じられている。
www.observatoiredessubventions.com.

レ社、コカ・コーラ社、プロクター・アンド・ギャンブル（P&G）社など）に対する税制優遇措置によってさらに拡大される。中小規模農家が平均二二パーセントの税金を支払っているところを、こうした大企業は八パーセントしか支払わずに済んでいる（注3）。政府は、経済の活性化や雇用創出を期待して大企業のご機嫌を取ってるわけだけど、少なくともフランスでは中小規模農家のほうが大企業よりはるかに多くの雇用を創出している。しかも大企業は、そのほうが利益に直結すると思えばすぐに従業員を解雇したり、生産拠点を外国に移転したりする（注4）。野菜加工食品大手のボンデュエル社や食品大手のダノン社も、十年以上前から東ヨーロッパに拠点を移している。こうした企業は、国際化を目指しているというより、助成金をごっそり受けとったら人件費削減のために外国移転するのを目的としているように見えるよ。

多国籍企業の株主やトレーダーのふところに消えているこうした多額の助成金を、中小規模の生産者も受けとれるよう再分配して、各人が自らのしごとに見合った報酬を得られるようになるべきだ。一部の企業だけではなく共同体全体の利益を考慮すれば、社会全体が活性化し、質のよい製品が多くつくられるようになると思う。

セラリーニ　食品関連の生産者のポリシーは、大きく二つに分かれている。ひとつは、人と人との関係性を大事にし、人々の生活の質を向上させ、社会全体の役に立つ製品をつくろうとするもの。もうひとつは、資源と公益については何も考慮せず、世界の富の大半を所有するごく少数の企業グループと提携しようとするものだ。

ドゥーズレ　国際的な人道支援活動を行なっているNPOのオックスファムによると、世界でもっとも富裕な八十五人の資産は、世界人口の半数、つまり三十五億人の資産とほぼ同額らしい。その八十五人には、多額の補助金を得ている多国籍企業の経営者や株主も含まれている。結局、こうした大企業が発展してその製品がぼくたちの日常生活に浸透していくほど、失業率が高くなり、人々の購買力も落ちていくんだ。これはよくある現象だよ。企業が吸収合併を行なうと従業員は解雇されるからね。

セラリーニ　こうした集中化は決して自然な流れとは言えない。あまりに大きなエネルギーが使われている。これを物理学の法則と比べて考えてみよう。熱力学第二法則によると、水を張ったバケツにインクを一滴垂らせば、そのインクは必ず水のなかで拡散する。分子は常に空間で乱雑化するんだ。

【注3】 Observatoire des aides aux PME.
【注4】 Sylvie Leboulenger, *L'Usine nouvelle*, 2914, 22 avril 2004, www.usinenouvelle.com/article/la-delocalisation-tente-aussi-l-agroalimentaire.N39714.

インクが水のなかで自然に一カ所に集中することは決してない。これを「エントロピー増大則」という。だが、お金はこの法則どおりには動かない。お金が常に富裕層に集中するのは、世界レベルで行なわれている水面下の意図的な働きがあるせいだ。食品関連に限って言えば、こうした水面下の働きは、消費者の健康を一切考慮しない偽りの安全性評価と販売承認からはじまっている。有害物質はもうかるからだ。

新製品の販売を承認すれば、富の創出が活性化される、つまりGDP（注5）が増加する、あるいは国民の購買力や雇用者数が上昇する、と一般的には考えられている。だが、すべての雇用がみな同じ価値を持つわけではない。人間の健康、環境、経済に損害を与える雇用もある。こうした雇用は、ふつうの雇用より多くの死者を出す（たとえば、アスベストに暴露するしごとなど）。とくに先進国ではこの理論は成り立たない。よく言われるように、国民ひとり当たりのGDPを算出したからといって、実際はそのように富が分配されるわけではない。これがGNP（国民総生産）、つまり、外国の子会社で創出された富をGDPにプラスする場合はなおさらだ。たとえば、中国で幼い子どもを強制的に働かせたり、南アフリカで農業従事者を最低賃金で雇ったりすることで、その先進国のGNPが増加する場合もあるかもしれない。ちなみに、中国と南アフリカでは大規模農業でGMワタが大量生産されている。

結局、「GDPが増加すれば購買力や雇用者数が上昇し、国民の生活の質は向上する」と主張すること、そして国民自身もそう信じこむことは、悪循環にすぎない。むしろ実際はこの真逆と言っていい。アダム・スミスが「経済成長」を定義した十八世紀から、GDPの計算方法が確立された二〇世紀まで、この「成長」には天然資源の質と量（水源、森林、大気、気候など）、そして個人が実際に享受できるサービスの質と量はまったく考慮されていなかった。実際は、たとえGDPが増加しても富裕層がますます裕福になるだけだ。大企業への税制優遇措置、補助金の支給、GM作物や農薬やナノテク製品など新しい工業製品の研究開発費に対する減税措置などがそれに貢献している。だからといって、GDPが減少して経済が衰退すればよいというものでもない。そもそもGDPの計算方法自体が間違っているんだ。

ドゥーズレ　これは、生産性重視の「古い経済」と、環境と健康を考慮する「新しい経済」の違いだね。前者を担うのは、国民の税金を横取りし、画一的な作物をつくり、短期的な利益のみを追求し、「外部不経済」化による社会的費用、つまり環境や健康にもたらす損害をまったく考慮しない集約農業だ。そして後者を担うのは、品質を重視し、身の丈に合ったしごとをして、金銭的に自立し、新しい試みをしたり別の作物をつくったりする余地を残している中小規模の農業だ。こうした農業は、生物多様

【注5】　国内総生産：国内で生みだされる「富」（付加価値）の総額とされる。ただし、すべての人が「富」の恩恵に浴すわけではない。

性を尊重し、作物の個体差を認め、品質の高さを求める消費者を大切にし、公平な取引を求める。物事を長期的な視点で考え、環境や健康への影響を考慮し、長期雇用を保証する。外国に拠点を移すこともなく、スペイン南部の巨大ビニールハウスでプラスチックのように味わいの乏しい巨大イチゴをつくっている生産者と違って、環境や健康をなおざりにして補助金を受けとることもない。

セラリーニ おもしろいことに、短い「時間」を好む者は長い「距離」を、長い「時間」を好む者は短い「距離」を好む傾向にあるようだよ。短期雇用をしたがる大手メーカーは、有害物質を撒き散らしながら製品を長距離輸送する。長期雇用を好む中小規模の農業従事者は、短距離輸送を、つまり新鮮な作物をすぐに消費者に届ける地球と人間にやさしいやり方を好む。国連における「食料への権利」の特別報告者、オリヴィエ・デ・シュッターによる調査をはじめとする多くの調査結果によると、サスティナブルな有機農業だけでも世界の全人口の食料を十分にまかなえるという（注6）。逆に、集約農業だけでは世界の飢餓問題を解決できない（注7）。むしろ、発展途上国の子どもたちに食べさせる食糧より集約畜産されるブタの飼料をつくるほうが優先されて、ますます飢餓が拡大してしまう。さらに、中小規模の農家に対して種子の使用にロイヤリティ（許諾料）を課すことで、代々受け継がれてきた多様性が失われる（注8）。

大手メーカーは、国民の税金をまきあげるだけに飽き足らず、公的な研究さえ私物化している（注9）。

アメリカでは、国立研究機関が二回目以降の栽培に使えない種子を遺伝子組み換えによって開発したが、モンサント社はこの技術を買いとって「ターミネーター」と名づけて製品化を進めている。ヨーロッパの大学の研究室もこれと同じ方向に進みつつある。たとえばフランスでは、「大学の自由と責任に関する法」（LRU法）（注10）によって大学の独立性が守られており、企業の取締役会に占める教育者や研究者の人数が制限されているが、このやり方なら法に反しない。さらにアメリカでは、大学のバイオテクノロジー研究者と学生たちが共同でGMOのベンチャー企業を立ち上げて、国の研究開発費から資金を調達して事業を行なっている。こうしたベンチャー企業は大手メーカーの支援も受けている。つまり、大手メーカーは間接的に大学を支配しているんだ。多国籍企業は、従来の助成金や支援金を手に入れるだけでなく、こうしたベンチャー企業を買収したり、大学が所有する特許権を買

【注6】次の著書でもその調査結果に言及されている：Philippe Desbrosses, *Manifeste pour un retour à la terre*, Dangles, 2012.

【注7】Christian Vélot et Gilles-Éric Seralini, *Écologie et politique*, 43, 2011.

【注8】日本でも、二〇一八年の種子法廃止と、二〇二一年四月に施行された改正種苗法について同じような問題が指摘されている。

【注9】日本でも、二〇一七年に施行された農業競争力強化支援法の第八条四項について、大手メーカーへの種苗に関する技術や情報の流出が懸念されている。

【注10】Loi relative aux libertés et responsabilités des universités, ou loi d'autonomie, 2017.

【注11】乳がんの六〇パーセントはエストロゲンによって促進されるが、そのエストロゲンの合成を促すアロマターゼという酵素の働きを抑える薬。アロマターゼ阻害薬と呼ばれる。Seralini et Moslemi, *Mol. Cell. Endocrinol.* 178, 2001, p.117-131.

いとったりしている。たとえばわたしが研究した乳がんの治療薬（注11）の特許権も、すでに製薬会社の手にわたっている。またしても多国籍企業だけがもうかる仕組みだ。国から給料をもらって働いている研究者の頭脳をこうして安価に利用しているんだ。

「ターミネーター」は、タネを不稔化させる技術だ。ターミネーター種子は、一回目はふつうに成長して実をつけるが、その実から採れたタネを撒いても発芽した時点で死滅してしまう。二回目以降の栽培には一切使用できない種子なんだ。一九九〇年代、デルタ・アンド・パインランド（Ｄ＆ＰＬ）社とアメリカ農務省によって共同開発され、この技術に関して三つの特許が取得された。「遺伝子の制限的使用（と当時は言われていた）」によって発見されたというこの技術は、さっきも言ったように最初は公的な研究だったんだ。モンサント社はバイエル社と競り合って、二〇〇七年にＤ＆ＰＬ社を買収するのに成功した。モンサント社をはじめとするターミネーター技術の推進者たちは、ＧＭ作物が環境に拡散するのを防ぎ、不正使用からタネを守るのに役立つと主張している。

ドゥーズレ　でも多くの人たちは、この技術は農業従事者たちの不健全な依存状態を生むと確信しているよ。農業従事者は先史以来ずっと（封建時代を除いて）誰にも使用料を支払わずに自由に作物を育ててきたのに、大手種苗メーカーにお金を払わないと作物が栽培できなくなってしまうんだ。またしても、税金によって私的な利益が生みだされようとしている。

セラリーニ　GMOによるこの「自殺種子」はまだ製品化されていないが、将来的にそうなる可能性が高い。この件で、中小規模の農業従事者は「胸が張り裂ける思い」をしているよ。そういえば、モンサント社の本社はアメリカ・ミズーリ州の「クレーブクール」という場所にある。「クレーブクール」はフランス語で「胸が張り裂ける思い」という意味だ。

もうひとつ、重大な損害をもたらしかねない別の例を挙げよう。遺伝子組み換えサーモン、いわゆるGMサケだ。アメリカのベンチャー企業、アクアバウンティ・テクノロジーズ社によって開発されたサケで、体内で常に成長ホルモンをつくりつづけるのでふつうのサケの二倍の早さで成長する（注12）。わたしはカナダ政府のためにこのGMサケのリスク評価を行なったことがある（結局、カナダ当局はモラトリアム（期間限定の販売禁止措置）を発動した）。自分のものではない成長ホルモンを工場のように生産しつづけて異常なまでに巨大化する、実に不健全な生物だ。そのせいで、腫瘍ができたり、免疫不全を起こしたり、重金属を体内に蓄積したりしやすくなる。

アクアバウンティ・テクノロジーズ社は、子会社や提携会社とタッグを組んで、世界じゅうの規制当局にこのGMサケの販売承認申請を提出している。南米ではすでにこのサケの卵の販売承認を得ており、育ったサケの製品化に関する規制はない。いずれ自然環境にこのサケが放たれる可能性は高い。

【注12】 O. Le Curieux-Belfond, L. Vandelac, J. Caron et G.-É. Seralini, *Environmental Science and Policy*, 12, 2009, p.170-189.

当然のことながら、このＧＭサケを生産するメーカーは、販売前に毒性の有無を確かめる動物実験を決して行なわない。この新しいＧＭ動物のおかげで一もうけできると、販売の自由化をほくほくと喜んでいるだけだ。何よりもまず、人件費を削減できる。成長ホルモン剤を定期的に注射しなくても勝手に大きくなってくれるからだ。家畜のブタ、仔牛、ニワトリ、あるいはプロの自転車選手に対してするように、薬剤や栄養サプリメントを与える必要もない。

ドゥーズレ　このＧＭサケは、一部のメディアでは「フランケンフィッシュ」と呼ばれているよね（注13）。環境中で繁殖するのを避けるために、生殖機能をなくしたと言われているけれど……。養殖魚を環境から完全に隔離できるとは誰も信じていない。いけすから魚が逃げだすのは避けられないからね。

セラリーニ　そのとおり。そしてこういう大きな魚は、天然サケのメスを惹きつけ、オスを殺してしまうと証明されている（注14）。ＧＭサケのメスも同様だ。天然サケのオスを惹きつけ、メスを殺してしまう。ＧＭサケに本当に生殖機能がないなら、やがてサケは絶滅してしまうだろう。実際、海や河川に生きるサケには、養殖サケの遺伝子が三〇パーセント以上見られるという。強風でいけすの水があふれたり、いけすが破損したり、鳥が捕まえた後で海に落としたりして、相当数の養殖魚が逃げだしていると考えられる。

【注13】 Antenne 2, 8 mai 2013.

【注14】 O. Le Curieux-Belfond, L. Vandelac, J. Caron et G.-É. Seralini, *Environmental Science and Policy*, 12, 2009.

第3章　アジュバントに関する研究

ドゥーズレ　ドーピングさせられた魚の肉、おいしいのかなあ……。

セラリーニ　もっと早く大きくなるように肉骨粉を一振りして……。

ドゥーズレ　きっとメーカーも鼻高々だろうね。「フランケンフィッシュ」の正体がバレないよう細心の注意を払った末、まんまとそれに成功しているのだから。ＧＭサケを使った製品は、材料表にはその旨が表示されないんだ（アメリカのＧＭＯは国内で販売される場合は表示義務がない）。「ふつうのサケと同じだから」というのが彼らの言い分だけど、これは明らかに「ふつうのサケ」じゃないよ。特許を取得したり、ロイヤリティが発生したりしているのがその証拠だ。アグロインダストリーはまたしても、まるで機密事項のように消費者が口に運ぶものの正体を隠そうとしている。

セラリーニ　表示義務がない、特許権がある、正しい安全性評価が行なわれていない、消費者が知らないうちに口に入れている……いずれも農薬に使われているアジュバントと同じ状況だ。二〇一四年、うちの研究チームの一員であるロバン・メナージュによる論文のおかげで（注1）、わたしたちの研究は新たな段階に突入した。農薬の安全性評価のずさんさについてはこれまでもたくさん話してきたが、今からする話でその不誠実さがさらにはっきりすると思う。

ドゥーズレ　またラウンドアップをラットで実験したの？

セラリーニ　いや、違う。ラウンドアップだけを調べたわけでも、ラットを使ったわけでもなければ、ＧＭ作物を調べたのでもない。農薬に含まれる有害物質の働き方を調べたんだ。世界じゅうで使われている主な農薬の毒性がどこにあるかを調べるため、ラウンドアップを含む九種類の農薬で実験を行なった。対象は、除草剤三種類、殺虫剤三種類（ミツバチが大量死する「蜂群崩壊症候群」の原因とされるネオニコチノイド系殺虫剤も含む）、殺菌剤三種類。いずれも毒性が非常に強い製品ばかりだ（注2）。わたしたちは世界ではじめて、大規模農業で使用される希釈倍率より低い環境中予測濃度で

【注1】　Robin Mesnage, Nicolas Defarge, Joël Spiroux de Vendômois, Gilles-Éric Seralini, *Biomed. Research Int.*, 2014.

実験を行なった。ヒトの胎盤、肺、肝臓の細胞をこれらの農薬に二十四時間さらしたんだ。

農薬はすべて合成化学物質の混合物だ。そしてわたしたちは、製品に表示された「有効成分」しかその農薬には含まれていないと思いこんでいる。たとえばラウンドアップの場合はグリホサートだ。ところが実際の農薬は、有効成分、アジュバント、そして水によってできている。

ドゥーズレ　そのアジュバントは何の役に立つの？

セラリーニ　公式には、いわゆる「有効成分」が植物に浸透するのを助ける物質とされている。別名は「機能性展着剤」。化学反応を起こしにくい不活性物質とされるが、詳細は公開されていない。メーカーによる簡単な試験を経ただけで製品に使われている。皮膚や目が急性炎症を起こさないか、ラット実験をしているだけなんだ。

ドゥーズレ　たったそれだけ？　信じられない。

セラリーニ　有効成分を安定させる役割もある。劣化しにくくなり、メーカーによると雨が降っても流れなくなるという。つまり、生体内に入った場合も排出されずに蓄積されやすくなるんだ。

ドゥーズレ　そうか、農薬が人体にとって有害になるのはそのせいか。

セラリーニ　いや、もっとひどいんだ。近年のわたしたちの調査によると、このアジュバントは洗剤の一種で、「有効成分」よりずっと毒性が強いと判明した。しかも、散布される際の量が「有効成分」より多くなることもある。

ドゥーズレ　どうしてそういうことが一般に知られていないの？

セラリーニ　アジュバントはさまざまな農薬に使われているが、詳細は「企業秘密」とされている。第二次世界大戦の直後からずっとそうなんだ。さっきも言ったように、この合成化学物質の毒性試験を行なうのは第三者ではなくメーカー自身で、メーカーはその試験結果を規制当局に提出して不活性物質として認可を受けている。だが、行なっているのは短期毒性試験だけで、二年間のラット実験などの長期試験ではない。グリホサートなどの「有効成分」だけの長期試験は行なわれても、アジュバントは対象にされていないんだ。メーカーは「毒性が強いのは有効成分だけだから」と主張するが、

【注2】　以下にこれら九種類の農薬の商品名を記す。除草剤：Matin, Starane, Roundup, 殺虫剤：Pirimor, Confidor, Polysect, 殺菌剤：Eyetak, Opus, Maronee,

それは向こうの勝手な言い分にすぎない。こうして偽りの安全性評価が行なわれているんだ。

ドゥーズレ　実際はどのくらい毒性があったの？

セラリーニ　数年前に行なった実験で、ヒトの細胞をラウンドアップに三日間さらしたところ、販売が承認される毒性基準より千倍から一万倍ほど高い毒性があるとわかった（注３）。すごくショックだったよ。そこでわたしたちは今回、こうした強い毒性がほかの農薬にも見られるかどうかを確かめてみた。すると、不活性物質とされるアジュバント（注４）はさっき挙げた九種類の農薬のうちの八種類に含まれていたが、いずれも「有効成分」単体よりずっと毒性が高かったんだ（実験時間は二十四時間で、有効成分だけの実験結果と比較した毒性は最大で千倍）。これは重大な発見だよ。園芸店やホームセンターでこうした農薬がふつうに売られている事実は、言ってみれば、これらの合成化合物を希釈して環境にばら撒きながら、長期の人体実験を行なっているようなものだ。「有効成分」単体に比べて何倍も大きな副作用をもたらすことは、容易に想像がつく。だが、政府はアジュバントを加えた農薬を対象にした試験をメーカーに要求しようとしない。

ドゥーズレ　アジュバントを含む農薬の副作用が、有効成分単体より何倍も大きくなる根拠はどこにあるの？

セラリーニ　根拠は主に三つある。ひとつは、これらの農薬が細胞に作用するメカニズムはすでに判明しているので、慢性疾患がどうして引き起こされるかもわかっているからだ。さっきも言ったように、農薬が細胞に蓄積されやすくなるのはアジュバントのせいなんだ。二つ目は、例のラウンドアップとGM作物の二年間に及ぶ実験の結果、グリホサートとアジュバントの混合物によって重大な疾患（腎障害や肝障害などの代謝性疾患、性ホルモンバランスの乱れ、腫瘍の発生）が引き起こされるとわかったからだ。実は、ほかの研究者たちの実験を調べる限り、グリホサート単体では決してこういう結果にはならない。そもそも、グリホサート単体を希釈して畑に撒いても除草効果はない。だから研究用の化合物として入手はできても、一般には販売されていないんだ。そして三つ目は、ラウンドアップのアジュバントは強力な洗剤のようなものだが、農薬だけでなく、食品添加物として使われたり（大規模農業で栽培された作物を洗浄するため）、洗浄剤としてさまざまな工業製品に使用されたりしているからだ。アジュバントを構成する合成化学物質は、動物性油脂（ブタ、ウシなど）を燃やして酸化させた化合物の仲間だが、これこそが農薬の最大の毒性成分である可能性は高い**（注5）**。だが、

【注3】　Benachour *et al*. *Arch. Environ. Contam. Toxicol.* 2007, 53, p.126-133.
【注4】　アルキルアミンエトキシレートなど。

メーカーはこれについて決して調べようとしない。

現在、規制当局は、「有効成分」として申告された化合物の長中期試験結果を評価するだけで、農薬の販売を承認している。だが、もしアジュバント単体の毒性試験が行なわれれば、農薬は今考えられている千倍近い毒性を持っていると判明するだろう。現在の食品の残留農薬基準値、とりわけいわゆる「一日摂取許容量」(つまり、一日汚染許容量)も非常に高く見積もられているはずだ。アジュバントの毒性の高さに合わせて残留農薬基準値を千分の一まで下げれば、疑似科学の土台に乗っている集約農業の足元がふらつき、農薬の販売承認は難しくなるだろう。多くの人が患っている慢性疾患の原因も、この発見によって説明がつく。

ドゥーズレ メーカーの嘘は、政府の嘘でもあるよ。だって、販売を承認しているのは政府なんだから。クリージェンは何年も前から各国の規制当局に対して、アジュバントの毒性、とくにラウンドアップのアジュバントの毒性について提言していたんだよね? ところが当局は、自分たちの責務は申告された有効成分の長期試験結果を評価するだけだ、と主張するだけだった。

セラリーニ 二〇一三年、ドイツの規制当局である連邦リスク評価研究所(BfR)も、ラウンドアップの安全性を再評価する際に、製品そのものではなくグリホサート単体の試験しかしなかった。その後、欧州食品安全機関（ＥＦＳＡ）に対してラウンドアップの安全性を保証している。だが、ほかの国の規制当局も似たり寄ったりだ。アジュバントが不活性物質だという主張を盲目的に信じ、詳細は「企業秘密」にされてもあっさりと受け入れて、皮膚や目が急性炎症を起こさないかどうかを調べただけと知りつつ販売を承認しているんだから。こうして、グリホサートをベースにしてアジュバントが加えられた製品が、市場に出回るようになったんだ。

ドゥーズレ　ぼくの理解が正しければ、世界レベルでわざと偽りの保証をしているということか。

【注5】 Robin Mesnage, Benoît Bernay, Gilles-Éric Seralini, *Toxicology*, 2013.

第4章
モンサントからチェルノブイリまで

セラリーニ　アジュバントだけじゃない。シェールガス、電磁波、放射性物質などの毒性についても、政府や当局は偽りの保証をしている。情報の透明性、安全性を再評価するシステム、長期の毒性試験が、いずれの場合も欠けているんだ。たとえば、シェールガス。頁岩の地層からガスを採取するために、超高圧の水を地下に注入して岩体を破砕するのだが、それにはアジュバントとよく似た合成化学物質を含む洗浄剤（フラッキング水）が使われる。フラッキング水は不圧帯水層の自由地下水を汚染し、その汚染物質は浄水処理施設でもごく一部しか除去されない（しかもその浄水にかかるコストは、わたしたちの税金でまかなわれる）。わたしたちが飲んでいる水道水には、除去されなかった有害物質が含まれているんだ。

ドキュメンタリー映画『ガスランド』（注1）によると、ガスが混入する場合もあるという。水の汚染によって数千種類の食品が影響を受ける。そして、ここでもまたアジュバントと同じことが起こる。石油・天然ガス会社は「企業秘密」を盾にして、フラッキング水の成分を決して公開しない。長期毒性試験をするのも、外部の専門家に再評価してもらうのも断固として拒否している。フランスの石油・天然ガス大手のトタル社と、石油メジャー最大手のエクソンモービル社は、シェールガスとフラッキング水のどちらも製造しているが、国際生命科学研究機構（ＩＬＳＩ）を介して農薬メーカーとつながっている。

放射性物質に関しても同様で、放射性物質を含む食品によって体内に有害物質が蓄積されていく。だが、世界保健機関（ＷＨＯ）はこの問題について沈黙をつづけている。

ドゥーズレ　放射性物質については情報を公開してくれないと本当に困るよ。遠方から輸送される食品や熱帯で収穫された果物には、放射線が照射されているからね。微生物、寄生虫、害虫などがつくのを防ぐためだとされているけれど……。この食品放射の影響についても情報の透明性が必要だ。ここでもやはり「外部不経済」化によって長期毒性リスクがなおざりにされている。放射性物質を含む食品を長く摂取すると人体にどういう影響があるか、調べようとする研究者はひとりもいないのかな？　一九八六年のチェルノブイリ原子力発電所事故の後、フランス南部の野生のキノコから高濃度

【注1】 ジョシュ・フォックス監督、アメリカで二〇一〇年公開。日本では二〇一〇年十二月にＮＨＫ ＢＳ1で放映された。

の放射性物質が検出されたのをよく覚えているよ。

セラリーニ　もちろん、そういう研究者はいる。というか、わたしも個人的にひとり知っている。彼との出会いは印象的だった。

二〇〇八年秋、その四年前にＥＵに加盟したばかりのリトアニアの、首都ヴィリニュスで開催された「現代のリスク」（ＧＭＯ、放射性物質など）をテーマにしたシンポジウムに招かれたんだ。そこでわたしは、参加者のうちで最年少の医師、ユーリ・バンダジェフスキーの研究発表を聞く機会を得た。大いに感銘を受けたよ。彼はかつてベラルーシの医科大学に勤めていて、一九八六年のチェルノブイリ原発事故発生直後から、放射能汚染の影響を調べはじめた。事故犠牲者の病理解剖をしたり、地域住民の健康調査を行なったりしたんだ。

シンポジウムの会場には犠牲者の代理人団体も来ていたよ。彼らによると、ユーリは原発事故の数年後、事故の人体への影響に関する論文を発表したために、ベラルーシ大統領のアレクサンドル・ルカシェンコによって監禁され、拷問を受けたのだそうだ。二〇〇一年から二〇〇五年までは、無実の罪で懲役刑にも処されていた。彼の研究論文には、チェルノブイリの放射能の残留物であるセシウム１３７が、近郊の町のプリピャチの子どもたちに重大な疾患をもたらしたと記されている。汚染された食品を摂取したせいでセシウム１３７が心臓に過剰に蓄積し、心臓血管系の病気を引き起こしたのだという。彼がモルモットに汚染食料を食べさせる実験をしたところ、同じ現象が確認されたんだ。当時は政治的な背景から、ベラルーシの研究者の論文が国際的な科学ジャーナルに掲載されることはなかった。そうした事情から、ユーリの論文は国際的な研究データバンクに登録されず、大きな議論になっていた。

シンポジウム期間中、チェルノブイリを専門とする社会学者、フレデリック・ルマルシャン（注２）と一緒に夜のヴィリニュスを歩いた。暗い通り沿いに、かつてＫＧＢ（ソ連国家保安委員会）が所有していたという建物があった。当時、閉ざされた窓の向こうには尋問室があって、部屋いっぱいに冷水が満たされていたという。中央に金属製の丸い台が置かれ、全裸の男がそこに立たされるんだ。直立不動していないと落ちてしまうほどの小さな台だ。何時間もそこに立たされて、疲れてうとうとしようものならすぐに冷水に落ちてしまう。尋問を受けながら数日間もこの拷問をつづけられると、たいていの人は気が狂ってしまう……。ユーリ・バンダジェフスキーは、放射性物質の長期的な影響を科学的に証明しようとしただけでこういう過酷な仕打ちを受けたんだ。

ユーリの研究は、チェルノブイリ原発事故の総括報告書の内容に大きな影響を与えた。ユーリの研究結果を重視した多くの人権保護団体は、事故の犠牲者はおよそ百万人で、そのほとんどががんを発

【注２】ジル＝エリック・セラリーニと共に、カン大学の人間科学研究所（ＭＲＳＨ）傘下の「リスク、品質、サスティナブル環境センター」共同責任者。

生して死亡したと報告している。ところがＷＨＯは、この事故で犠牲になったのは爆発時の放射能の放出によって死亡した数十人のみとしている。長期にわたって体内に蓄積されていった化学物質の影響を考慮するか否かの違いが、こうした報告書にも表れている。

では、チェルノブイリ事件後、コルシカ島、ローヌ川流域、ノルマンディー地方などフランス国内で甲状腺がんになった人たちも、この事件の被害者に数えるべきだろうか？　当時のフランス政府は、放射性物質を大量に含んだ雲はフランス国境の内側には入ってこなかったと主張しているが……。

この問題に決着をつけるには、厳格なルールにしたがって動物実験を行ない、放射性物質の長期影響について調べるしかない。ＧＭ作物とラウンドアップに関して、わたしたちがインビボ実験をしたのと同じように。

ヴィリニュスのシンポジウムで、ユーリは研究発表を最後まで終えることができなかった。真新しい、青が基調の、吸音材が張られた講堂に、突然カツカツという軍靴の音が響きわたった。ルカシェンコの部下たち、そして少し遅れてルカシェンコ本人が入ってきたんだ。本当にびっくりしたよ。やつらはユーリの話を遮り、怒鳴り声をあげ、罵声を飛ばした。ヘッドフォンの向こうの同時通訳の声が止まり、やがてゆっくりと再開した。ユーリは見るからに狼狽し、何も反応できずに立ちすくんでいた。ユーリの妻も国境で拘束されているという。ルカシェンコはユーリを公然と非難した。具合が悪い若者にがんを宣告して放射能に対する恐怖を引き起こし、相手の弱みにつけこんで悪どい商売をしている、と言いはなった。がん患者が増えたのは、事故後に家族みんなで集まってタバコを吸ったり酒を飲んだりしていたせいだ、と主張した。「だからおまえは再び投獄されて当然なんだ！」と、ルカシェンコは怒鳴りちらした。わたしはそのようすを見て血が凍りつく思いだったよ。これほど下劣で、脅迫的で、悪意に満ちた権力者をはじめて見た。

陽が落ちてから、わたしたちはヴィリニュスのホテルでユーリを囲んで話し合った。欧州委員会の代理人は、彼の仮説を証明するために実験動物を使って長期試験を行なえるよう、資金を提供すると申し出た。もし事件後に発生したがんが放射性物質によるものだと証明できれば、犠牲者の家族は賠償金を受けとれるだろう。実は、どう考えても不当な行為なのだが、ＷＨＯは国際原子力機関（ＩＡＥＡ）と秘密保護協定を締結していた。つまり、ＩＡＥＡの許可なく、ＷＨＯは放射能の健康への影響に関する論文を公表できないんだ。ラウンドアップやＧＭＯと同様に、ここでもまた情報の透明性が欠けている。

ところが、ユーリにはもう戦う気力が残っていなかった。誰の声にも耳を傾けず、協力を申し出ているわたしたちにさえ、「何も言うことはありません……何も言うことはありません……」とただ繰り返していた。尋問室でたくさんの男たちから脅迫された過去の記憶のトラウマだったのかもしれない。食品に対する放射能の長期的な影響を説明しようとしただけで、これほど恐ろしいことをする権力者がいるのだ。だが、チェルノブイリ事故後の子どもたちを直接調べる機会を得た医師・研究者である彼以外に、いったい誰がこうした事実を説明できるだろう。

そして西側諸国の研究者たちもまた、経済上のタブーにうかつに踏みこめばとんでもないことになるぞ、と心理的または物理的な圧力を受けつづけている……。これは事実だ。適当なことを言っているわけではない。

第6部

信頼が未来を変える

セラリーニ　きみがレストランのオーナーシェフとして話してくれたことは、まるでひとつの人生論のようだ。これからの食品業界は、地元の町や地域……最低でも国内で地産地消をすべきだと、世界じゅうのエコノミストが奨励している。すべての人たちがよりよい食生活を送るにはそれが一番いい。南米の農業従事者たちが、フランス人のためにイチゴを育てたり、フランスの養豚業のためにダイズを栽培したりして、貧しい生活を強いられるのは馬鹿げている。低コストで大量につくられた製品が、税の優遇措置を受けた石油製品をたっぷり使ってフランスに輸入されているのだからね。わたしは政府諮問機関の専門家として、各国のエコノミストたちの声に耳を傾けてきたが、みんなずいぶん前からこの問題を指摘していたよ。

ドゥーズレ　彼らがそう主張する根拠はどこにあるの？

セラリーニ　さまざまな調査と実験だ。世界貿易機関（ＷＴＯ）のシステムは、ごく一部の人間だけに莫大な利益をもたらす国際取引と、加盟国に輸出補助金を支給しているＥＵの共通農業政策（ＣＡＰ）をベースに機能している。そんなやりかたはもう時代遅れだよ。だが、今のシステムによって利益を得ているロビイストたちによって改革を妨害されているんだ。

ドゥーズレ　ロビイストたちが推奨する「死んだ」食品より、ぼくは「生命力のある」料理のほうがずっといい。丹精こめて栽培され、元気にすくすくと育って、人体に有益な微生物がたっぷり入った、新鮮でとれたての食品だ。

自然は素晴らしいよ。さまざまなものを気前よく提供してくれて、母のように寛大だ。原始の人類における多くの民族は、自然を「母なる地球」と呼んでいた。長い進化の歴史のなかで、ぼくたち人類をこの地球にもたらしたのも自然だ。地球が誕生したときの大気に漂っていた雲のなかの微小な分子によって、ぼくたちはつくられている。そう、きみが教えてくれた炭素だ。ぼくたちの体内にある炭素原子は、太陽のもととなった恒星でつくられ、これまで多くの生物によって摂取されてきた。ぼくの体内の炭素は、およそ一億年前に恐竜が食べた巨大なシダの木に含まれていたかもしれない。その当時の炭素は、きみが今朝食べたクロスグリの実に入っていたかもしれないし、あるいは残念ながら化学産業によって有害物質に変えられて炭素循環を汚染しているかもしれない。自然はぼくたちにきれいな空気をもたらし、栄養分を与えてくれる。すべては植物のおかげだ。自然は、世界有数の一流シェフでも決して真似できないほど、たくさんの形、色、香りをぼくたちに提供してくれる。ぼくたちにできるのは、そのごく一部を皿の上で表現することだけだ。

人間はさまざまな方法で自然に手を加える。巨大な機械や有毒な化学物質を使って開拓される自然もあれば、熟練した農業従事者の手で丹精こめて育てられる自然もある。大切に保護された自然は、季節ごとに変化しながらぼくたちを魅了しつづける。ぼくは自然を眺めたり、匂いを嗅いだり、触れたり、果実を採集したりするのが好きなんだ。むかしはハンググライダーでよく山野の上を滑空していた。風のように自由になって、自然と密接に触れ合うのが好きだった。ジュラ地方の冬山で山岳ガイドもしていたんだ。雪で視界が真っ白になる経験をしたり、再生しつづける自然の恵みの一部を分けてもらったりした。スキューバダイビングをして、岩がほとんどない鮮やかな黄色や赤色の海中の景色を楽しんだこともある。ぼくは自然に触れるのが本当に好きなんだ。

セラリーニ　よくわかるよ。そういえば、こんな体験をしたことがある。夏休み明けのある朝、近所のカフェのバーカウンターで何人かと世間話をしていた。わたしは、夏休みを過ごした田舎がいかに美しいところだったかをみんなに報告していた。自然のなかでの体験を仲間と分かち合いたかったんだ。ところがその場に、かつて政府諮問機関の会議で対立した人間がいてね。ずっとイライラして落ち着かないようすだったが、とうとう怒りだしたんだ。

「馬鹿げてる！　自然なんて、ウイルスや微生物で汚染されていて、砂漠や断崖絶壁もたくさんあって、実に恐ろしいところじゃないか。フランスには危険な沼地があちこちにあるし、深い森の奥には獣が身を潜めているし、大むかしから生息する有毒な虫だってたくさんいる。道路や飛行機がなければ、わたしたちはそういう森や沼の向こう側へすら行けない。もし抗生物質が発明されていなかったら、どうやって病気やケガと戦うんだ。人間の頭脳と発明によって自然を制圧しなくてはならない。こうしてコーヒーを飲んだり、便利で快適な暮らしをしたりするには、世界じゅうをつなぐ交通網が必要なんだよ！」

彼はそう怒鳴ってわたしに背を向けた。この男の憎しみのこもったことばは、自然についてのもうひとつの（真逆の）側面を言い表している。自然をまったく信用していないので、人間が自然を支配し、よりよいものに改善していかなくてはならないと思いこんでいるんだ。実際、会議の場では「遺伝子改良」は絶対に必要だと発言していたからね。

ドゥーズレ　その手の論理を掲げて最新テクノロジーを利用すると、人類や自然環境に取り返しのつかない損害をもたらしそうだ。きみのその同胞は……。

セラリーニ　彼を同胞とは呼びたくないな。

ドゥーズレ　その人はきっとオーガニック料理も馬鹿にしているんだろうけど、こういう料理が人間同士の信頼関係を生みだしていることを知らないんだろうね。これは小規模農業だからこそ可能なのであって、自動化が進んだ大規模農業では無理だ。うちの店で、お客さんから「おいしかった」と言ってもらえるたびにつくづく実感するよ。自分の価値観を他人と共有できてはじめて、本当の意味で料理を分かち合えるんだ、とね。些末なことに思われるかもしれないけど、こうした考え方が広まれば、よい作物をつくっている地域の小規模農業はもっと活気づくし、今より価値ある絆が社会に築かれるようになるだろう。現代社会には大いに欠落しているもので、そのせいで人間は心を閉ざして、他人に無関心になっている。失業率の上昇、孤独な高齢者や低所得者の増加、治安の悪化、犯罪の過激化なども引き起こされている。

「生命力のある」料理は、人と人との信頼関係で成り立っている。盲目的な信頼ではなく、こちらから心を開き、他人に関心を抱いたうえでの信頼だ。たとえばぼくは、生産者がどういう考え方でしごとをしているかに興味があるので、わざわざ時間を取って会いに行く。むかしながらの生産方法、伝統的なノウハウ、慣習や風習が守られることで、こうした信頼はいつまでも、世代を超えて継続されていく。

セラリーニ　長く受けつがれる人々の経験は、性急に結論を出そうとする偽りの評価やずさんな販売承認とは比べものにならない価値がある。

ドゥーズレ　一部のグランシェフを含む多くの料理人は、現在の安全性評価システムを盲目的に信じ、承認が下りているのだからと危険な化学物質を平気で使っている。だからと言って、こういう物質を使ってしまう一般家庭のお父さんやお母さんを責めることはできないよ。プロの料理人ではないんだから。材料表示に有害物質の名前が記されていないために、知らずに使ってしまうケースはあると思う。でも、料理人は違う。とくにグランシェフは、料理業界でオピニオンリーダーのような立場にある。自分の料理に使うひとつ一つの食材について考える倫理上の義務がある。化学的なテクニックを使って料理をしている者はなおさらだ。でないと、当局の専門家たちのやりたい放題になってしまう。その専門家たちがどういう人間かはこれまで話してきたとおりだ。

セラリーニ　一九八〇年代から九〇年代にかけて、有害物質を摂取した人が増えたせいで、受胎能力が大幅に低下し、胎児の先天異常も増加した。有害物質のこうしたリスクをよく知ったうえで責任ある行動をしないと、わたしたちもある種の犯罪に加担してしまいかねない。農薬に汚染されたアポプカ湖（アメリカのフロリダ州）ではワニが生殖異常によって激減し、オンタリオ湖（カナダ）周辺ではカモメがメス化している。カワウソ、ミンク、魚類、ミツバチ、哺乳動物などにも各地で同様の問題が発生し、生態系全体がすでに大きな影響を受けている。

富裕層や新興宗教信者などで構成されるトランスヒューマニスト（超人間主義者）は、人間の能力は固定されていないため、精子を改良すればさらに進化できると信じている（注1）。急速に技術が進歩するこの現代社会で、一部の人間（だけ）のバージョンアップを目指しているのだ。そんなことになったら、この世界の苦難はさらに続くだろう。いや、あるいは、研究者たちが面白半分で遺伝子操作で致死ウイルスをつくりだせば、思ったより早く世界が一掃されるかもしれないが……（注2）。

真面目な話、科学が新興宗教になって人類を支配しないよう、科学界にしっかりした倫理指針を確立させなくてはならない。一九九七年、生命科学研究者のための「ヒポクラテスの誓い」をわたしが提案したのは、そういう思いがあったからだ（注3）。当時、ジャン＝マリー・ペルト教授と協力してこれを公開している（注4）。

ドゥーズレ　そういえば、きみがインビボ実験の論文を発表したとき、似非専門家たちは世界じゅうのどんなメディアよりも早く反応し、きみを激しく批判していたね。あんなことをする前に、「誓い」と論文の両方をもっと時間をかけて熟読すべきだったのに。

セラリーニ　新しい発見について書かれた研究論文をたった一晩で読み終えて、意見をまとめて、マイクをつかんで叫ぶような者たちに、責任ある科学者などいるはずがないよ。ほかの何千人という真っ当な科学者は、わたしの論文を読んで、内容について調べて、きちんと理解して、自らの意見をまとめて、うちの研究チームを支持する署名運動にサインをするまでに、数週間かかっている。それがふつうなんだ。科学者はメディアとは違うのだから、スピーディーに対応すればよいものではない。

ドゥーズレ　あの人たちは科学者ではなく、メーカーの宣伝部員なんだよ。

セラリーニ　メーカーはあいかわらず同じ過ちを犯しつづけ、専門家はそれを支持しつづけている。きちんとした安全性評価をせず、長期的なビジョンで物事を見ない。わたしたちとは真逆の価値観だ。しかも情報の透明性に欠けているので、信頼関係を築けない。生態系と人間の健康に対する悪影響を理解しようとしない……いや、わかっていてあえて知らないふりをしている。だが、幸いにも代替策はある。日々新しい代替策が生まれている。

ドゥーズレ　そろそろ、コーヒーブレイクにしないかい？　自然がぼくたちの味覚器官に与えてくれたプレゼントのようなコーヒー豆があるんだ。メキシコのテワンテペク地峡の一角の、グアテマラ国

【注1】 www.transhumanism.org.
【注2】 Yves Sciama, "Virus mutants, les furets de la discorde", *Le Monde*, 12 mars 2014, p.4.
【注3】 In *Génie génétique, des chercheurs citoyens s'expriment*, Sang de la terre, 1997.
【注4】 www.citerre.org, 16 novembre 2000, 4ᵉ États généraux de l'étique de Metz.

境沿いのチアパス州の近くの村で栽培されている、バランスがよくて、繊細で、フルーティーなアラビカ豆だ。心地よい若草と柑橘の香りがある。フェアトレードでオーガニックなコーヒーを開発するマロンゴ社の取締役、ジャン＝ピエール・ブランが試飲用に譲ってくれたんだ。

セラリーニ　コーヒーは水の次に、そしてお茶と同様に、世界でもっとも多く摂取されている飲みものだ。香りによって心を穏やかにさせ、味によって頭の働きを活発化させる。とくにホットコーヒーは胃液の分泌を促し、胆のうの働きを活発にさせて消化を助ける。

うん、このコーヒーはとても香りがよい。わずかに酸味があって、甘さも感じられ、非常に繊細だ。こういう洗練された香りは、今やなかなか出会うことができないよ。バランスも完璧だ。

ドゥーズレ　フェアトレードというのもいい。農薬を使わずに栽培している小規模生産者を尊重した製品だ。大西洋横断貿易投資パートナーシップ協定（ＴＴＩＰ）**（注5）**とは正反対だ。近年、アメリカ政府とＥＵの間で秘密交渉が行なわれてほぼ合意を得ているらしい。例によって多国籍企業のロビイストたちがこっそりと巧みに働きかけた結果だよ。

セラリーニ　これは、わたしたちが今まで話してきた製品を、科学的に厳密な安全性評価（長期試験を含め）を行なわずに、アメリカとEUの間で取引できるようにする協定だ。まさに「商業優先」の最たるものだよ。アメリカはEUでの遺伝子組み換え表示義務化を非難し、WTOもアメリカを支持していたが、まんまと彼らの思うつぼだ。モンサント社はかなり前から、アメリカ政府に対してEUと自由貿易をするよう働きかけていたが、この表示義務がネックになってなかなか進まなかった。これまでEUは、モンサント社が開発した合成化学物質や遺伝子組み換え技術に対して、より詳しい評価をすべきだとしてなかなか輸入を認めてこなかった。しかしこの協定によって、モンサント社はEUに反論する法的な基盤を得るようになる。

ジェローム、聞きたいんだが、きみはなぜ料理をつくっている？　この世界が汚染されていると知りつつ、他人のために料理をつくりつづけられるのはどうしてだ？　きみ自身が他人を汚染させてしまうかもしれないとは思わないのかい？

ドゥーズレ　食材をきちんと選べばよい料理がつくれると、今でも確信しているからだよ。素晴らしい食材はまだ存在する。ぼくの舌がそれを知っている。ぼくは、自分の料理のミクロコスモスを管理する努力をしている。そういうしごとがすごく楽しいんだ。一部の人間が自然や他の人間を搾取する

【注5】　Transatlantic Trade and Investment Partnership. 北大西洋版TPP（環太平洋パートナーシップ協定）とも呼ばれる。二〇一六年末、アメリカとEUとの交渉は合意せずに終了した。

ことで、直接的または間接的に有害物質をつくりだしている。そんなひどい世界でぼくを前進させてくれる原動力は、希望だけだ。搾取されるべき人間などひとりもいない。他人を搾取している人間を除いて……いや、それはいくら何でも言いすぎかな。とにかく、ぼくが知っている人は、誰ひとりとして搾取などされるべきじゃない。ぼくたちはみんなひとり一人、どの道を行くべきかを自分で選ばなくてはいけない。道は二つある。ひとつは、少数の富裕層によって多くの人が搾取される、奴隷制のように歪んだ経済システムによる、石油と石油製品をベースにした消費社会への道。もうひとつは、多くの善意ある人々のために、環境と健康を守ろうとする社会への道だ。

セラリーニ　誰も搾取されるべきではないということは、きみは人間を信頼しているんだな。

ドゥーズレ　信頼しているというか……ぼくは人間の裏の顔を見るのが嫌なんだ。貧しい人は内心、「いつか金持ちになってほかのやつらを搾取してやる」と思っているに違いない、とか。むかし、非行少年の教育者として働いていた頃、社会のシステムに逆らって生きていた若者が「もし自分が社会で成功していたら、こんなふうに反抗なんてしていなかった」と言っていたけど。

セラリーニ　ということは、きみは少なくとも、料理のパワーが出会いを生みだし、喜びと価値観をみんなで分かち合えるようになる、と信じているんだな。おいしい料理のおかげで、わたしたちは豊かな自然や個性的な人間に出会える、と。

ドゥーズレ　そうだね。でもそういうきみはどうなんだい？　腐敗した科学界の似非専門家たちからああやって激しくバッシングされて、人間を信じられる気持ちはまだ残っているの？　すべての人が最良のものを享受すべきだという社会意識はまだ低く、ごく少数の人間によって最悪のものが維持されているというのに。

セラリーニ　わたしにとっては、人間には「人権」があること、この宇宙についての理解が進み、そこに生きている意識が高まりつつあることが、人間を信頼する気持ちにつながっている。数百万年という現生人類の歴史において、わたしたちはわずか数十年でもっとも平和で美しい場所を築いてきた。その事実がわたしに希望を与えてくれる。ヨーロッパは素晴らしいところだ。もちろん、社会的に未熟で、環境を大切にする意識が低いなどの欠点もある。とりあえずわたしは今のところ、この地球を破壊しようとする恐ろしい行為に目をつぶるつもりも、今の状況に甘んじるつもりもないよ。

ドゥーズレ　でも人間は、自分たちが築いてきた価値に泥を塗った。先進国は戦争をするために、対人地雷、武器、戦闘機を売りさばいてきた。戦後になると、戦争の道具をつくるために生まれた猛毒の有害物質を再利用して農薬をつくりだした。恥ずべきことに、地球の資源の搾取は今もつづけられている。

セラリーニ　数十億ユーロもあれば世界じゅうの飢えに苦しむ子どもたちを救えるというのに、ごく少数の人間が金で金を生みだしながら世界の富を独占している。

ドゥーズレ　人類は、月や火星に行くために奮闘している陰で、飢えて死んでいく子どもたちを放置している。本当に信じられないよ。ぼくたちは、他人を信じずに生きていくことはできない。それが自然界のルールなのかもしれないけれど、そうせざるをえない。ラグビーにたとえるなら、ぼくたちはみな社会というフィールドに出ていて、仲間を信用してトライ後のゴールキックをまかせなくてはならないんだ。

セラリーニ　生きて、幸せになって、汚染から逃れて、よい材料でつくられたおいしいごちそうをみんなで分け合いながら味わう……そういうすべてを享受できるのが一部の人間だけであってはならない。

石油、化学、国際取引をベースにした今の経済システムが、何によって成り立っているかわかるかい？　大量消費に対する盲目的な信頼だよ。ところが今や化けの皮がはがれて、このシステムの脆弱さが表れつつある。化学とエネルギーを基軸にしたアグロインダストリーから多額の資金を得ている政府が、国民に対して「弱きを助けよ」と訴えても説得力などまったくない。

ドゥーズレ　政府が好きなのは弱者じゃなくて強者だからね。大量消費社会の利便性（ファーストフード、インスタント食品など）より長期的な影響を懸念するNPOの活動のほうが、ぼくたちにとってはずっと説得力があるよ。スーパーで三・五〇ユーロのレトルト食品を買って電子レンジでチンして食べるのは、決して「品質が高くておいしい」食事じゃない。でも政府は、大規模農業に補助金を与えて支援することで、国民にそういう食生活を強いている。遺伝子と同じように、文化も改変され、変異させられ、失われている。

かつて娘たちのベビーシッターをしてくれたアラブ人の留学生の女の子を思いだすよ。フランスに暮らしていた一年間、お金がないと文句を言いながら、コンピュータに向かってパスタばかり食べていた。ぼくたちは「うちの菜園にカラフルな野菜がたくさんあるから、好きなのを採っていいよ」と言ったのに、結局一度もそうしなかった。どうしたら彼女が自発的に料理をしてくれるか、ぼくはしょっちゅう考えていたよ。彼女にとっては、インターネットをしながら便利で簡単な汚染食品を食べるほうが、質が高くておいしい食事をするより魅力的だったんだろうね。

でもぼくは、心情的にはやっぱり人間を信じている。いや、理性のうえでも、友人同士でそうしているように、誰とでも同じ価値観を分かち合えると信じている。もともと人間に対してはポジティブに考えるたちなんだ。

セラリーニ　友人や人間を信頼できるなら、未来だって信頼できるだろう。みんなで互いに信頼し合うことで初めて、わたしたちは戦い、前へ進み、自由になれるんだ。

訳者あとがき

近所のホームセンターの入口には、除草剤のラウンドアップが山と積まれている。知り合いの有機農業従事者は「家庭用でも量が多い。みんな使いきれないとそこらへんに捨てたり、排水溝に流したりするんです」と言う。それがどれほど怖いことか、本書の読者にはわかってもらえるだろう。

本書『「安全な食事」の教科書』（原題"Poisons cachés ou plaisirs cuisinés"）がフランスで刊行されたのは二〇一四年だ。以来、状況は大きく変化した。二〇二一年現在、フランスを含むEUのほとんどの国で遺伝子組み換え（GM）作物の「商業栽培」は禁止されている。GM作物と加工品の「輸入」は許可されているが、厳しい表示義務が課せられている（P.117）。ラウンドアップについても、本書刊行時のフランスでは誰でも買えたが、規制当局が発がん性リスクを考慮していなかったとして二〇一九年に「販売」が禁止された（P.135）。今後は「使用」も全面禁止されるという（すでに公園や緑地での使用は禁じられている）。

二酸化チタンも、発がん性リスクが懸念されるとして二〇二〇年に食品添加物としての使用が禁止された（P.235）。プラスチック材料のビスフェノールAも、内分泌かく乱作用があるとして二〇一五年に使用が制限されている（P.213）。蜂群崩壊症候群（CCD）の原因とされるネオニコチノイド系殺虫剤の使用規制もEUに先駆けて実施された（P.257）。

日本はどうか。ラウンドアップはむしろ規制が緩和されている。二酸化チタンは使い放題で、ビスフェノールAは厚生労働省から注意喚起がある程度。ネオニコ系殺虫剤の規制も進んでいない。GM作物も規制が緩く、醤油、植物油、甘味料、一定割合未満の原材料、家畜の飼料などには表示義務がない。なお、日本のダイズ自給率は七パーセント、トウモロコシ自給率は〇・〇一パーセント（！）で、大半をアメリカからの輸入に頼っている。わたしたちが知らないうちに有害物質を摂取している可能性は、決して低くない。

訳者は恥ずかしながら、これまでこうした状況を知らなかった。GM作物が「農薬のための作物」（P.65）とも知らず、「神聖な生命に人間が手を加えていいのか」という的はずれな倫理観から敬遠していただけだった。「農家だってふつうは知らないですよ。日本でGM作物は栽培されていないので。ラウンドアップは種まき前の田畑に使うんです」と、有機農業従事者の知人は言う。ラウンドアップは日本の農家の強い味方なのだ。「昨日除草剤撒いたら体調悪くてさ、点滴打ってきたよ」「ああ、おれもよく打つよ」という会話が笑顔で交わされる。ドラッグストアでも売られているから安全だろうと、家庭菜園、学校、公園でも使われる。ほかに種苗法改正（P.251）、ゲノム編集トマトなど、日本の食卓の不安要素は少なくない。

本書の二人の著者、科学者のジル＝エリック・セラリーニと料理人のジェローム・ドゥーズレは、日本のこうした現状を知ったら眉をひそめるだろうか。フランスは今や「食品規制が世界一厳しい国」として知られるようになった。本書でたびたび言及される欧州議会議員のコリーヌ・ルパージュ、「GM刈り取り隊」（P.80）のリーダーだった農民運動家のジョゼ・ボヴェらの活動のおかげで、国民の意識が高まったことは大きいだろう。だが、彼らの活動を科学的な実証によって後押ししたのはセラリーニにほかならない。セラリーニの研究はフランスとEUの安全な食生活を支えてきたし、これからも支えつづけるはずだ。本書刊行後、やはりドゥーズレとの対談形式で、ワインと農薬の関係、そしてモンサント・ペーパーに関する書籍を二冊刊行している（巻末の略歴も参照）。

セラリーニも出演するドキュメンタリー映画『世界が食べられなくなる日』（P.85）で、企業家団体のメンバーが述べたことばが印象的だった。

「自分はGMOに反対でも賛成でもない。人体にどういう影響があるかを知りたいだけだ。

科学者の間で意見が対立するのは当たり前だ。だったら科学的に厳密な実験をして、その結果を公表すべきではないか？」

本当のことを知りたい、というわたしたちの欲求に応えてくれるのが本書だ。本書を読めば、「化学兵器、農薬、GM作物、食品添加物、プラスチック」のそれぞれの発明と製造の実態がきれいに一直線につながるだろう。これら「化学産業と石油産業の産物」によって損害を被るのが「炭素循環、生物多様性、自然環境、わたしたちの健康」だ。そこには「見えない毒」があり、その陰には「見えない専門家」がいる。では、わたしたち一般の消費者はどうしたらいいのだろう？　そのヒントは本書の「はじめに」にすでに記されている。「食事は政治的な行動だ。食品を選ぶのは、自らのイデオロギーの表明であり、選挙で投票をするのと同等の行為である」（P.18）

二人の著者の経歴や人となりは、本書の「はじめに」と天笠啓祐氏の素晴らしい序文に詳しい。その序文で著者たちの来日時のようすを知って、第5部第4章に書かれているユーリ・バンダジェフスキーを思いだした。セラリーニが勇気と使命感にあふれる科学者であることを窺わせるエピソードだ。

訳者はフランス料理店を経営しているので、ドゥーズレのことばには頷かされる点が多く、訳していて大いに刺激になった。本書はすべての料理人に強く勧めたい。

末筆になるが、安心安全な有機野菜を栽培している百草園の間司さん、無肥料・除草剤無使用でフルーツを育てている錦自然農園の内布恵美子さんには、日本の農業の現状について教えていただいた。心からお礼申し上げる。また、本書をコーディネートしてくださった翻訳家の高野優氏、セラリーニの来日講演で本書を見いだしたユサブルの赤坂竜也氏のおかげでこの訳書は完成した。心から敬意と感謝を表したい。

二〇二一年六月　　田中裕子

著者略歴

ジル＝エリック・セラリーニ
Gilles-Éric Seralini

フランス人の生物学者。カン大学分子生物学教授で、同大学の人間化学研究所（MRSH）傘下「リスク、品質、サスティナブル環境センター」共同責任者。1998年にフランス政府GMO規制当局の専門家に就任以来、GMOと農薬の人体へのリスクを主に研究しはじめる。1999年、元環境相で弁護士（のちの欧州議会議員）のコリーヌ・ルパージュらと共に、NPOのクリージェン（CRIIGEN：遺伝子工学に関する研究情報の独立委員会）を設立。2012年に発表されたGMトウモロコシ（NK603）とラウンドアップ（除草剤）の長期毒性実験で国内外で名が知られるようになった。その後、同実験結果に反論する人たちから多くの誹謗中傷を受けたが、2017年までに7件の名誉毀損裁判で勝訴している。主な著書に『わたしたちが汚染されないために』（2009年、未邦訳）、『遺伝学的に不正確』（2011年、未邦訳）、『食卓の不都合な真実』（中原毅志訳、明石書店、2014年）など。本書の出版後（フランスでは2014年刊）、ドゥーズレとの共著をさらに2作刊行している（『農薬の味がするワイン』（2018年）、『モンサント・ペーパーから読み解くラウンドアップ事件』（2020年）、いずれも未邦訳）。

ジェローム・ドゥーズレ
Jérôme Douzelet

フランス人の料理人。南フランスのバルジャック村で家族経営するホテル・レストラン「ル・マ・ド・リヴェ」の料理長。「自然で、生命力があって、オーガニック」な料理をつくるのがモットー。クリージェンのメンバーでもある。セラリーニに同行して有害物質の危険性を訴える講演を行なうことも。本書のほかに、セラリーニとの共著が2作ある（上記参照）。

訳者略歴

田中裕子
たなかゆうこ

フランス語翻訳家。フランス料理店共同経営者。主な訳書に『そもそも植物とは何か』（河出書房新社）、『美しいチョコレート菓子の教科書』（パイ・インターナショナル）、『「バカ」の研究』（亜紀書房）、『魔法使いたちの料理帳』（原書房）、『トマト缶の黒い真実』（太田出版）など。

装丁／本文デザイン　杉浦慎哉
翻訳コーディネート　高野 優

「安全な食事」の教科書
危険な食品があふれている理由と正しい食と健康を手に入れる方法

2021年7月24日初版第一刷発行

著者　ジル＝エリック・セラリーニ　ジェローム・ドゥーズレ
訳　田中裕子
編集　赤坂竜也
発行人　松本卓也
発行所　株式会社ユサブル
〒103-0014　東京都中央区日本橋蛎殻町 2-13-5　美濃友ビル3F
電話：03(3527)3669
ユサブルホームページ：http//yusabul.com/

印刷所　株式会社シナノパブリッシングプレス

ISBN978-4-909249-40-1

定価はカバーに表示してあります。
落丁・乱丁本はお手数ですが、当社までご連絡ください。